Atención integral al paciente traumático

Coordinador
Dr. Antoni Sabaté Pes

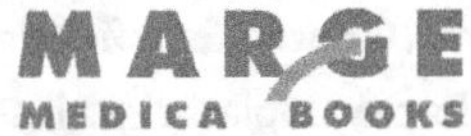

MARGE MEDICA BOOKS

Atención integral al paciente traumático
Coordinador: Dr. Antoni Sabaté Pes

1.ª edición, 2013

© de esta edición: ICG Marge, SL

Edita
Marge Médica Books
València, 558, ático 2.ª
08026 Barcelona (España)
Tel. +34-932 449 130
Fax +34-932 310 865
www.marge.es

Director editorial
Hèctor Soler

Gestión editorial
Ana Soto

Edición
David Soler, Neus Piñol

Colaboración editorial
Carmen Company

Compaginación
Mercedes Lara

Impresión
Més Gran Serveis Gràfics i Digitals
Santa Coloma de Cervelló (Barcelona)

ISBN: 978-84-15340-74-4
Depósito Legal: B-11.833-2013

Índice

Autores   5

Prólogo   7

Capítulo 1. Organización de una unidad de politraumatismos   11

Capítulo 2. Valoración inicial centrada en las lesiones y valoración hemodinámica
del paciente con traumatismos   18

Capítulo 3. Atención médica y quirúrgica basada en la minimización
del daño colateral en los pacientes con traumatismos   28

Capítulo 4. Marcadores bioquímicos, de hemostasia y de coagulación
en los pacientes con traumatismos   35

Capítulo 5. Puntos clave del diagnóstico y del tratamiento de la coagulopatía
aguda del paciente con traumatismos   46

Capítulo 6. Profilaxis tromboembólica en los pacientes con traumatismos   54

Autores

Antonia Bonet Burguera
Departamento de Anestesiología, Reanimación
y Clínica del Dolor
Hospital Universitari de Bellvitge
Universitat de Barcelona
L'Hospitalet de Llobregat (Barcelona)

Inmaculada Domínguez
Unidad de Gestión de los Laboratorios
Clínicos
Hospital Universitario Virgen del Rocío
Instituto de Biomedicina de Sevilla (IBiS)
Universidad de Sevilla
Centro Superior de Investigaciones Científicas
(CSIC)
Sevilla

José Ramón González-Porras
Unidad de Trombosis y Hemostasia
Servicio de Hematología
Hospital Universitario de Salamanca-IBSAL
Salamanca

Juan Miguel Guerrero
Unidad de Gestión de los Laboratorios
Clínicos
Hospital Universitario Virgen del Rocío
Instituto de Biomedicina de Sevilla (IBiS)
Universidad de Sevilla
Centro Superior de Investigaciones Científicas
(CSIC)
Sevilla

Maylin Koo Gómez
Departamento de Anestesiología, Reanimación
y Clínica del Dolor
Hospital Universitari de Bellvitge
Universitat de Barcelona
L'Hospitalet de Llobregat (Barcelona)

Antonio León-Justel
Unidad de Gestión de los Laboratorios
Clínicos
Hospital Universitario Virgen del Rocío
Instituto de Biomedicina de Sevilla (IBiS)
Universidad de Sevilla
Centro Superior de Investigaciones Científicas
(CSIC)
Sevilla

Hada Macher
Unidad de Gestión de los Laboratorios
   Clínicos
Hospital Universitario Virgen del Rocío
Instituto de Biomedicina de Sevilla (IBiS)
Universidad de Sevilla
Centro Superior de Investigaciones Científicas
   (CSIC)
Sevilla

Esther Méndez Arias
Departamento de Anestesiología, Reanimación
   y Clínica del Dolor
Hospital Universitari de Bellvitge
Universitat de Barcelona
L'Hospitalet de Llobregat (Barcelona)

Salvador Navarro Soto
Departamento de Cirugía
Hospital Universitari Parc Taulí
Universitat Autònoma de Barcelona
Sabadell (Barcelona)

Jose Angel Noval-Padillo
Unidad de Gestión de los Laboratorios
   Clínicos
Hospital Universitario Virgen del Rocío
Instituto de Biomedicina de Sevilla (IBiS)
Universidad de Sevilla
Centro Superior de Investigaciones Científicas
   (CSIC)
Sevilla

Ana Rodríguez-Rodríguez
Unidad de Gestión de los Laboratorios
   Clínicos
Hospital Universitario Virgen del Rocío
Instituto de Biomedicina de Sevilla (IBiS)
Universidad de Sevilla
Centro Superior de Investigaciones Científicas
   (CSIC)
Sevilla

Antoni Sabaté Pes
Departamento de Anestesiología, Reanimación
   y Clínica del Dolor
Hospital Universitari de Bellvitge
Universitat de Barcelona
L'Hospitalet de Llobregat (Barcelona)

Prólogo

Los traumatismos son el problema de salud con mayor impacto en la población, y por ello requieren un abordaje múltiple: del entorno social y político, con la implementación de un código de atención inmediata que permita una mejor accesibilidad a los centros asistenciales en función de su gravedad; del entorno de la gestión sanitaria, primando la eficiencia en la organización y en la atención del paciente; y finalmente del entorno médico, que debe primar la calidad asistencial y la evidencia científica en el tratamiento de los pacientes. En los diferentes capítulos de este libro se abordan, desde una perspectiva multidisciplinaria, los aspectos fundamentales del diagnóstico y el tratamiento del paciente con traumatismos.

El modelo de atención debe estar basado en la colaboración entre las distintas especialidades médicas y en la disponibilidad inmediata (a pie de cama del paciente) de las pruebas diagnósticas que permitan evaluar las lesiones y aplicar los tratamientos específicos con eficiencia. Por ello es fundamental, en la evaluación inicial del paciente, la incorporación sistemática de la ecografía, del analizador de gasometría y de la hemoglobina y los iones, y los procedimientos viscoelásticos de análisis del coágulo, que permitirán la toma de decisiones inmediata.

La definición de los procedimientos terapéuticos y el protocolo de actuación para cada uno de ellos influyen decisivamente en los resultados asistenciales, que deben ser auditados basándose en la información obtenida mediante modelos informáticos que identifiquen todos los aspectos asistenciales, así como los costes del proceso. La atención inicial (en las primeras 48 horas) determina el pronóstico de los pacientes con traumatismos, cuya mortalidad principalmente es por hemorragia, por lo cual son fundamentales una rápida derivación a los centros de referencia y la corrección precoz de las alteraciones de la homeostasis y de la coagulación. La mortalidad tardía depende de la calidad asistencial prestada en la unidad de atención crítica, con referentes diana tales como las complicaciones centinela (incidencia de embolia pulmonar, de trombosis venosa profunda y de neumonía), el control diario de los fármacos prescritos (en especial antimicrobianos y sedantes) y la valoración terciaria de las lesiones. Los objetivos de una unidad de traumatismos de máximo nivel son reducir la mortalidad, recuperar para la vida activa el mayor número de pacientes y mantener los costes en el marco de la sostenibilidad económica.

Antoni Sabaté Pes
Profesor de Anestesiología
Departamento de Anestesiología,
Reanimación y Clínica del Dolor
Hospital Universitari de Bellvitge
Universitat de Barcelona Health Campus
L'Hospitalet del Llobregat, Barcelona

Atención integral
al paciente traumático

Capítulo 1

Organización de una unidad de politraumatismos

A. Sabaté Pes, M. Koo Gómez

Departamento de Anestesiología, Reanimación
y Clínica del Dolor
Hospital Universitari de Bellvitge
Universitat de Barcelona
L'Hospitalet de Llobregat (Barcelona)

Correspondencia:
Dr. Antoni Sabaté Pes
asabatep@bellvitgehospital.cat

Sinopsis

La unidad de traumatismos debe orientarse a evitar errores en la atención del paciente. Es fundamental la incorporación de facilidades diagnósticas, a pie de cama, en especial pruebas de imagen, de homeostasis y de coagulación, para permitir una toma de decisiones inmediata. La reducción de costes debe apoyarse en programas de mejora de la calidad asistencial.

Introducción

La medida que permite evaluar la magnitud del impacto de un problema de salud es el índice de potenciales años de vida perdidos, y los accidentes de tráfico son el problema de salud con mayor impacto, pues pueden llegar a perderse 33 años de vida en los hombres y 31 en las mujeres,[1] y además, al afectar a una población joven, el daño social es superior. La implementación de un código de atención inmediata permite mejorar sustancialmente la accesibilidad, superando las barreras geográficas, y asegura la equidad en relación a la calidad de la atención recibida por los pacientes con traumatismos. Este modelo requiere una organización específica del hospital y la coordinación con el servicio de emergencias extrahospitalario. Los estándares de actuación obligarán a una determinada estructura y gestión del proceso asistencial en la atención de los traumatismos graves en los hospitales de referencia.

En la difícil coyuntura económica actual, la utilización óptima de los recursos ocupa un lugar prioritario. Por otro lado, el desajuste entre el presupuesto para la atención de los problemas de salud y el gasto real se ha acentuado, sobre todo en el año 2012, debido al recorte presupuestario. Por ello, el modelo de atención al paciente con traumatismos debe dirigirse aún más a los requerimientos de eficiencia.

1 Recomendaciones para el diseño de una unidad de atención de traumatismos graves

Tanto la estructura como el proceso asistencial deben estar diseñados atendiendo a las diferentes disciplinas, y orientarse a evitar errores en la atención clínica del paciente con traumatismos, pues todo ello conducirá a una mejora de los resultados.[2] El protocolo de limpieza e higiene debe contemplar tanto las instalaciones (superficies fáciles de desinfectar, existencia de vertedero y de puntos de higiene de manos distribuidos adecuadamente y en número suficiente) como la actuación del personal sanitario. La intensidad del ruido debe reducirse al mínimo, y los espacios han de contar con luz natural, para reducir el componente ambiental del delirio. El número de puntos asistenciales individualizados debe ser entre seis y ocho, incluyendo los de observación y los de atención inmediata.

Las áreas de diagnóstico y de intervención serán de fácil acceso, tanto para los profesionales como para los pacientes. Los dispositivos asistenciales deben disponerse en un brazo articulado, para permitir la movilidad del paciente. Es fundamental la incorporación, a pie de cama, de un equipo de radiología, un aparato de ecografía con facilidad para obtener imágenes abdominales, torácicas, de ecocardiografía y Doppler transcraneales, así como la posibilidad de montar un equipo de diálisis o de perfusión extracorpórea. El analizador de gasometría, hemoglobina e iones, conjuntamente con procedimientos viscoelásticos de análisis del trombo, permiten la toma de decisiones inmediata, de extrema importancia en la atención aguda de estos pacientes. El transporte de los pacientes debe estar protocolizado, así como la disponibilidad en exclusiva de al menos un ascensor cercano a la unidad.

Deben mantenerse la privacidad y la confidencialidad, según la legislación, y es necesario consensuar un protocolo de actuación que contemple tanto los aspectos asistenciales como los referentes a la recogida de datos y a la investigación clínica.

La tecnología deberá facilitar la identificación del paciente y la trazabilidad de la medicación y de los productos sanguíneos administrados, así como de las muestras obtenidas para el diagnóstico. El código de barras identificador nos permitirá, además, la máxima eficiencia en el uso de material fungible, y por ello será esencial en el control de los costes. La conexión con el laboratorio externo debe ser rápida, en la mayoría de los casos mediante tubo neumático, con verificación y envío de resultados mediante sistema informático. El soporte informático debe permitir procesar la información clínica y la prescripción farmacológica, de manera remota e inmediata, y además efectuar un análisis de los resultados y de la calidad asistencial.

2 Análisis crítico de los resultados inmediatos y a largo término

La mortalidad de los pacientes con traumatismos es un buen indicador en la auditoría de resultados, la cual debe acompañarse de indicadores de gravedad de las lesiones. Por tanto, al auditar debemos conocer las escalas de gravedad ISS *(Injury Severity Score),* RTS *(Revised Trauma Score)* y TRISS *(Trauma And Injury Severity Score),* y ciertos datos en relación con la epidemiología de nuestra población traumatológica.

Los traumatismos graves tienen una alta mortalidad, que acontece en dos fases: la inicial o primaria, en las primeras 48 horas, principalmente por hemorragia, y la que sucede a partir de la primera semana, en general relacionada con las complicaciones derivadas de la hipoperfusión de los órganos y de la sobreinfección por microorganismos, cuya expresión máxima sería el fallo multiórganico. La rápida derivación a un centro de referencia, en especial por transporte aéreo, es un factor determinante de la mortalidad secundaria. En el mismo sentido, el ingreso sin demora en la unidad de reanimación desde el servicio de urgencias asegura una corrección precoz de las alteraciones de la homeostasis y de la coagulación. La atención del paciente con traumatismos por un equipo multidisciplinario permite desarrollar una atención integrada, con la expectativa de reducir la mortalidad, acortar la estancia en la unidad y reducir los costes de la atención. Por ello, es fundamental que los diferentes estamentos asistenciales, enfermería, cirugía y anestesiología, estén motivados tanto para la atención a estos pacientes como para la valoración de los resultados y el rediseño del proceso asistencial y organizativo.

La definición de los procedimientos y el protocolo de actuación para cada uno de ellos ayudarán a evitar las complicaciones (véase la tabla 1). Procedimientos como la ventilación y la intubación traqueal, la traqueotomía reglada percutánea, el acceso vascular, la toracostomía, y el uso del fibroscopio como herramienta diagnóstica y terapéutica, deben estar claramente descritos, tanto respecto al material necesario como a los controles periódicos de mantenimiento del material y al algoritmo de actuación. La formación continuada sobre las diversas técnicas debe incluir simulaciones y seminarios de discusión, centrándose en las situaciones agu-

Procedimientos

- Acceso a la vía aérea
- Dificultad de intubación traqueal
- Paciente no ventilable/no intubable
- Vía aérea quirúrgica urgente
- Traqueotomía reglada percutánea
- Toracoscopia/toracotomía urgente
- Acceso vascular mediante ecografía
- Fibroscopia diagnóstica y terapéutica
- Transporte del paciente a diferentes áreas diagnósticas intervencionistas o quirúrgicas

Procesos

- Mantenimiento de la hemodinámica basado en el control de daños
- Tratamiento de la hemorragia aguda basado en objetivos terapéuticos
- Protocolo de transfusión masiva
- Protocolo de cero infecciones relacionadas con catéteres vasculares
- Tratamiento precoz de la sepsis
- Prevención de lesiones relacionadas con la ventilación mecánica
- Nutrición enteral o parenteral precoz
- Control de la glucemia
- Manejo del dolor
- Prevención y tratamiento del delirio
- Profilaxis de la tromboembolia

Tabla 1. Guías de actuaciones claves en la mejora de resultados en el paciente con traumatismos.

das menos comunes (p. ej., traumatismo facial o neumotórax a tensión). También deben estar definidos los procesos que influyen en las complicaciones mayores y, por tanto, en la mortalidad (véase la tabla 1). La eficacia de las actuaciones basadas en guías de procesos *(bundles)* y objetivos terapéuticos (lactato, acidosis, parámetros de oxigenación) deberían conseguir una mejora de la morbimortalidad.

Todos los protocolos de actuación deben adaptarse a cada centro, siguiendo las recomendaciones de las sociedades científicas. Una vez aprobados por el grupo multidisciplinario del centro, deben difundirse y hay que asegurarse de su adecuado conocimiento, y finalmente se auditará su implementación. Las desviaciones de la implementación respecto al control de daños y a la ventilación mecánica es lo que más influye en la mortalidad a los 30 y 90 días.[3,4] En especial, las guías de actuación para el tratamiento del dolor, la agitación y el delirio son determinantes en la duración de la ventilación mecánica y en la estancia de los pacientes en la unidad de cuidados intensivos.[5] Igualmente, el cumplimiento riguroso de la profilaxis de las úlceras de estrés, de la profilaxis de la trombosis venosa, de la elevación del tórax y de la retirada diaria de la sedación, deberían reducir los días de ventilación mecánica y la aparición de neumonía, aunque en el paciente con traumatismos el cumplimiento de estas medidas, siendo importante, no es determinante si hay una lesión en el tórax.[6] Las medidas de protección pulmonar, con volumen corriente limitado e hipercapnia permisiva, deben aplicarse incluso en los pacientes sin alteración de la función ventilatoria.[7] Otras medidas son la administración preferible de cristaloides en vez de coloides, que mejora la incidencia de fallo renal,[8] y la implementación de la profilaxis tromboembólica en todos los casos.[9] El transporte del paciente a las diferentes áreas diagnósticas o quirúrgicas debe estar sujeto a especial atención, ya que muchas veces coinciden la inestabilidad hemodinámica y la respiratoria, y casi todos los incidentes graves se producen en este periodo.

La mejora de la calidad en la asistencia a los pacientes con traumatismos debe apoyarse en el análisis de la información adquirida con nuestra práctica, que permitirá seleccionar las necesidades en la atención inmediata y los cambios en la organización basándose en los resultados. En la mayoría de los centros hospitalarios está implementada la recogida del conjunto mínimo básico de datos (CMBD) procedentes de las historias clínicas, y por tanto son posibles las comparaciones. Sin embargo, la aplicación de las herramientas de medida de los resultados inmediatos en las unidades de atención especial está poco desarrollada. La asociación de la mortalidad con los factores relacionados con el traumatismo sólo está demostrada en los pacientes de alto riesgo, de la misma manera que la comorbilidad del paciente se asocia a la mortalidad global. El TRISS, índice que relaciona las escalas RTS e ISS, adquiere una mayor relevancia en términos de calidad global de la atención del paciente con traumatismos, ya que nos indica las muertes sucedidas potencialmente evitables.[10] También se ha indicado[11] que la aplicación del índice fisiológico SAPS II ofrece una mayor robustez que la mortalidad global, en especial en los pacientes de mayor riesgo.

3   Eficiencia y análisis de costes en la atención del paciente con traumatismos

El crecimiento progresivo del porcentaje del producto interior bruto (PIB) dedicado a sanidad supera en tres veces el crecimiento natural del PIB.[12] En Estados Unidos, en el periodo 2001-2005, el coste por día de una cama de atención especial aumentó un 30,4 %, y el coste de atender todas las patologías graves en el año 2005 representó el 13,4 % de los costes hospitalarios, el 4,1 % del gasto sanitario y el 0,66 % del PIB.[13] Estas cifras probablemente se hayan incrementado en los últimos años, y son perfectamente extrapolables a España.

Las medidas que podrían conseguir una reducción de los costes (véase la tabla 2), y con ello una mejora de la eficiencia, son las siguientes:

- La organización territorial de la atención del paciente con traumatismos en centros de diversos niveles asistenciales, aunque incrementa ligeramente el coste medio de los pacientes de menor gravedad, mejora significativamente la mortalidad de aquellos con un traumatismo grave (medido según el ISS) y reduce el coste de este selectivo y costoso grupo de pacientes de alto riesgo.[14]
- Programas de mejora de la calidad asistencial, pues los centros con una menor mortalidad ajustada por la gravedad del traumatismo y las características de los pacientes tienen un coste claramente reducido.[15]

- El número de incidentes y reclamaciones en estos casos es menor que en otros pacientes médicos y quirúrgicos.[16] Por tanto, cabe establecer indicadores de calidad asistencial centrados en el paciente y los familiares en las distintas fases del proceso, incluyendo la información adecuada del estado clínico cambiante.
- La creación de un cuadro de indicadores de calidad para auditar el centro. Esto no es tarea fácil, y en la literatura al respecto habitualmente sólo se citan tres indicadores: la incidencia de embolia pulmonar, de trombosis venosa profunda y de neumonía.[17]
- La correcta utilización de las pruebas diagnósticas y el apoyo en ellas para evitar cirugías innecesarias. Por ejemplo, se ha observado que el número de esplenectomías se reduce al implementar un protocolo multidisciplinario de actuación entre el radiólogo, el angiorradiólogo, el cirujano y el reanimador.[18]
- El control diario de los fármacos prescritos produce una retirada significativa de algunos de ellos, en especial de antimicrobianos, anticoagulantes y fármacos gastrointestinales.[19] El 53 % de estas acciones se han catalogado como de mejora de calidad y de seguridad.[19]
- El control terciario de las lesiones y la detección de lesiones ocultas, que suponen alrededor de un 4,3 %, e incluso un 1,5 % adicional las detectadas después del tercer control.[20]

Por último, un aspecto socialmente determinante, y que revierte de nuevo a la sociedad, es la recuperación definitiva de los pacientes que sobreviven a un traumatismo grave. El componente mental se afecta en mayor medida que el físico, y los factores que más influyen son la edad, el deterioro previo al traumatismo, las lesiones en los miembros y la gravedad del traumatismo.[21,22]

- Organización territorial de la atención del paciente con traumatismo
- Programas de mejora de la calidad asistencial
- Auditorías de calidad
- Cuadro de indicadores de calidad
- Indicadores centinela:

  - Incidencia de embolia pulmonar
  - Incidencia de trombosis venosa profunda
  - Incidencia de neumonía

- Correcta utilización de las pruebas diagnósticas
- Evitar cirugías innecesarias
- Control diario de los fármacos prescritos
- Control terciario de las lesiones y detección de lesiones ocultas

Tabla 2. Medidas para mejorar la eficiencia en la unidades de traumatismo.

Bibliografía

1. Departament de Salut. Registre de Mortalitat de Catalunya. 2009. Disponible en: http: //www.gen cat.cat/salut

2. Thompson DR, Hamilton DK, Cadenhead CHD, Swoboda SD, Schwindel SM, Anderson DC, *et al.* Guidelines for intensive care unit design. Crit Care Med. 2012; 40: 1586-600.

3. Rice TW, Morris S, Tortella BJ, Wheeler AP, Christensen MC. Deviations from evidence-based clinical management guidelines increase mortality in critically injured trauma patients. Crit Care Med. 2012; 40: 778-86.

4. Palm K, Apodaca A, Spencer D, Costanzo G, Bailey J, Blackbourne LH, *et al.* Evaluation of military trauma system practices related to damage-control resuscitation. J Trauma Acute Care Surg. 2012; 73(Suppl 5): S459-64.

5. Barr J, Fraser GL, Puntillo K, Ely EW, Gélinas C, Dasta JF, *et al.* Clinical practice guidelines for the management of pain, agitation, and delirium in adult patients in the intensive care unit. Crit Care Med. 2013; 41: 263-306.

6. Croce MA, Brasel KJ, Coimbra R, Adams CA Jr, Miller PR, Pasquale MD, *et al.* National Trauma Institute prospective evaluation of the ventilator bundle in trauma patients: does it really work? J Trauma Acute Care Surg. 2013; 74: 354-62.

7. Serpa Neto A, Cardoso SO, Manetta JA, Pereira VG, Espósito DC, Pasqualucci M de O, *et al.* Association between use of lung-protective ventilation with lower tidal volumes and clinical outcomes among patients without acute respiratory distress syndrome: a meta-analysis. JAMA. 2012; 308: 1651-9.

8. Myburgh JA, Finfer S, Bellomo R, Billot L, Cass A, Gattas D, *et al.* Hydroxyethyl starch or saline for fluid resuscitation in intensive care. N Engl J Med. 2012; 367: 1901-11.

9. Haut ER, Lau BD, Kraenzlin FS, Hobson DB, Kraus PS, Carolan HT, *et al.* Improved prophylaxis and decreased rates of preventable harm with the use of a mandatory computerized clinical decision support tool for prophylaxis for venous thromboembolism in trauma. Arch Surg. 2012; 147: 901-7.

10. Koo M, Sabaté A, Bassas E, Lacambra M, López S. Mortality in patients with multiple injuries: analysis using the trauma and injury severity score in a referral hospital. Rev Esp Anestesiol Reanim. 2009; 56: 83-91.

11. Brinkman S, Abu-Hanna A, van der Veen A, de Jonge E, de Keizer N. A comparison of the performance of a model based on administrative data and a model based on clinical data: effect of severity of illness on standardized mortality ratios of intensive care units. Crit Care Med. 2012; 40: 373-8.

12. Sisko A, Truffer C, Smith S, Keehan S, Cylus J, Poisal JA, *et al.* Health spending projections through 2018: recession effects add uncertainty to the outlook. Health Aff (Millwood). 2009; 28: w346-57.

13. Halpern NA, Pastores SM. Critical care medicine in the United States 2000-2005: an analysis of bed numbers, occupancy rates, payer mix, and costs. Crit Care Med. 2010; 38: 65-71.

14. Cohen MM, Fath JA, Chung RS, Ammon AA, Matthews J. Impact of a dedicated trauma service on the quality and cost of care provided to injured patients at an urban teaching hospital. J Trauma. 1999; 46: 1114-9.

15. Glance LG, Dick AW, Osler TM, Meredith W, Mukamel DB. The association between cost and quality in trauma: is greater spending associated with higher-quality care? Ann Surg. 2010; 252: 217-22.

16. McGwin G Jr, Wilson SL, Bailes J, Pritchett P, Rue LW 3rd. Malpractice risk: trauma care versus other surgical and medical specialties. J Trauma. 2008; 64: 607-12.

17. Moore L, Stelfox HT, Turgeon AF. Complication rates as a trauma care performance indicator: a systematic review. Crit Care. 2012; 16: R195.

18. Koo M, Sabaté A, Magalló P, García MA, Domínguez J, de Lama ME, *et al.* Multidisciplinary protocol for computed tomography imaging and angiographic embolization of splenic injury due to trauma: assessment of pre-protocol and post-protocol outcomes. Rev Esp Anestesiol Reanim. 2011; 58: 538-42.

19. Hamblin S, Rumbaugh K, Miller R. Prevention of adverse drug events and cost savings associated with PharmD interventions in an academic level I trauma center: an evidence-based approach. J Trauma Acute Care Surg. 2012; 73: 1484-90.

20. Keijzers GB, Giannakopoulos GF, Del Mar C, Bakker FC, Geeraedts LM Jr. The effect of ter-

tiary surveys on missed injuries in trauma: a systematic review. Scand J Trauma Resusc Emerg Med. 2012; 20: 77.

21. Serviá Goixart L, Badia Castelló M, Montserrat Ortiz N, Bello Rodríguez G, Vicario Izquierdo E, Vilanova Corselles J, *et al*. Risk factors for the deterioration of quality of life in critical trauma patients. Assessment at 6 and 12 months after discharge from the intensive care unit. Med Intensiva. 2013. doi: 10.1016/j.medin.2012.10.008.

22. Koo M, Otero I, Sabaté A, Martínez R, Mauro A, García P, *et al*. Does the severity and the body region of injury correlate with long-term outcome in the severe traumatic patient? Rev Bras Anestesiol. 2013; en prensa.

Capítulo 2

Valoración inicial centrada en las lesiones y valoración hemodinámica del paciente con traumatismos

E. Méndez Arias

Departamento de Anestesiología, Reanimación y Clínica del Dolor
Hospital Universitari de Bellvitge
Universitat de Barcelona
L'Hospitalet de Llobregat (Barcelona)

Correspondencia:
Dra. Esther Méndez Arias
esther.mendez@bellvitgehospital.cat

Sinopsis

El objetivo de la asistencia inicial es identificar y manejar las condiciones que ponen en peligro la vida del paciente. Para conseguirlo, es necesaria una atención precoz y sistematizada, y apoyarse en las pruebas de imagen adecuadas. A su vez, el tratamiento debe establecerse basándose en la hemodinámica y la oxigenación tisular.

Introducción

La activación del código de politraumatismo empieza en el área prehospitalaria con el reconocimiento primario, la inmovilización, el empaquetamiento y el traslado al centro de referencia. En el hospital se reevalúan todas las lesiones y se realiza un plan de actuación en cuanto a pruebas complementarias y estrategia terapéutica (véase la tabla 1).

1 Valoración inicial

Las guías publicadas por el American College of Surgeons Committee on Trauma en su

1. Evaluación rápida de las lesiones que pueden causar la muerte y su corrección
2. Reposición según objetivos terapéuticos: 　– Hipotensión permisiva: presión arterial sistólica de 80-90 mmHg (100 mmHg en los pacientes con traumatismo craneal o hemorragia grave) 　– Normalización del ácido láctico: se halla por encima de los valores normales en el 56% de los pacientes en las primeras horas del traumatismo, y si se mantiene alto después de la resucitación indica una desproporción entre el aporte de oxígeno y la demanda tisular 　– Saturación venosa central de oxígeno >70%
3. Fluidoterapia y transfusión de hemoderivados según objetivos terapéuticos en las primeras horas del traumatismo
4. Prioridad a la reposición de hemoderivados, y a los fármacos con acción sobre la hemostasia y la coagulación, frente a la administración indiscriminada de fluidos
5. La reposición inadecuada aumenta la alteración de los marcadores de la hemostasia y de la coagulación, en especial la fibrinólisis y la proteína C activada
6. Tolerancia a la anemia variable: la necesidad de transfundir no debe basarse en la cifra de hemoglobina, pues el valor de 7-8 g/l aceptado en la actualidad puede ser insuficiente en el paciente traumático afecto de una coronariopatía o con descompensación de órganos
7. En caso de hemoglobina baja, el aporte de oxígeno depende del gasto cardíaco

Tabla 1. Criterios generales para la resucitación del paciente traumático basados en el control de daños aplicados en el Hospital Universitari de Bellvitge según protocolo propio.

curso *Advanced Trauma Life Support (ATLS)*[1] nos ofrecen una sistemática de prioridades.

1.1　Reconocimiento primario

Es una rápida valoración de las lesiones que pueden poner en peligro la vida y la resucitación simultánea:

A)　Mantenimiento de la vía aérea con control cervical *(Airway)*.
B)　Respiración *(Breathing)*.
C)　Control de la hemorragia y de la circulación *(Circulation)*.
D)　Valoración del estado neurológico *(Disability)*.
E)　Exposición y protección frente al medio ambiente *(Exposure)*.

De manera complementaria, deben monitorizarse la electrocardiografía (las disritmias pueden indicar una lesión cardíaca por un traumatismo cerrado, y la bradicardia, la conducción aberrante y las extrasístoles indican hipoxia, hipoperfusión o hipotermia), la oximetría de pulso, la frecuencia respiratoria, los gases arteriales, el dióxido de carbono en el aire exhalado (fundamental para comprobar la correcta ventilación) y la temperatura. Son necesarios el sondado vesical (previamente debe descartarse una rotura uretral, en especial si hay una fractura de pelvis) y nasogástrico (orogástrico si se sospecha fractura de la lámina cribosa del etmoides). Otros aspectos a tener en cuenta son el estudio analítico, el control radiológico y las profilaxis antibiótica y antitetánica.

1.2 Reconocimiento secundario

Sólo se realizará una vez completado el reconocimiento primario (ABCDE), iniciada la reanimación y reevaluadas las funciones vitales y su respuesta al tratamiento. Hay que interrogar al personal que prestó la atención prehospitalaria y a los familiares para obtener una adecuada anamnesis. La palabra AMPLIA puede ser una nemotecnia útil para este propósito: Alergias, Medicamentos tomados habitualmente, Patología previa/embarazo, Libaciones y últimos alimentos, Ambiente y eventos relacionados con el traumatismo. La exploración física debe ser completa, incluyendo el periné, el recto y la vagina.

1.2.1 Estudios radiológicos convencionales

1.2.1.1 Radiografía (portátil) anteroposterior de tórax

Tiene un rendimiento diagnóstico inferior al de la tomografía computarizada (TC), pero se sigue considerando necesaria para el seguimiento del paciente politraumatizado. Permite investigar la presencia de hemomediastino, neumotórax, hemotórax, hemopericardio, volet costal y enfisema subcutáneo. Aparece neumotórax en un tercio de los traumatismos torácicos graves; de ellos, inicialmente no se identificarán la mitad y un tercio se convertirán en neumotórax a tensión. La presencia de enfisema subcutáneo es un signo de alerta que puede indicar una lesión grave de la pleura, el mediastino, la tráquea o el esófago.

1.2.1.2 Radiografía de pelvis

La sensibilidad de la radiografía de pelvis es del 50 % al 60 %, por lo que se propone su exclusión del protocolo ATLS en los pacientes estables a quienes va a realizarse una TC abdomino-pélvica.[2] En un 4 % a un 9 % de los traumatismos cerrados hay una fractura pélvica, e implica riesgo de *shock* hipovolémico (32 % en hemorragia abdominal y 52 % en retroperitoneal). La fijación externa puede controlar el sangrado venoso, pero cuando su origen es arterial es necesaria una hemostasia endovascular o quirúrgica previa a la fijación.[3]

1.2.1.3 Radiografía lateral de columna cervical

Con una técnica adecuada detecta hasta el 70 % de las fracturas cervicales. Aparecen lesiones cervicales en el 5 % al 10 % de los traumatismos graves, y su conocimiento puede ser relevante para la intubación traqueal. Con mayor frecuencia, las fracturas afectan a los elementos posteriores C1-C2, unión craneocervical y C7. Con la evolución de la TC, su utilidad también se ha visto cuestionada.

Los pacientes de bajo riesgo no necesitan estudio radiológico cervical, y se identifican mediante los criterios del National Emergency X-radiography Utilization Study (NEXUS):[4]

- Ausencia de dolor en la línea media cervical.
- No déficits neurológicos.
- Nivel de consciencia normal.
- No evidencia de intoxicación.
- Ausencia de otras lesiones dolorosas que distraigan al paciente.

1.2.2 Punción-lavado peritoneal y punción-aspiración peritoneal

La ecografía adaptada a los traumatismos (FAST, *focused abdominal sonography for trauma)* ha sustituido progresivamente a la punción-lavado peritoneal en el diagnóstico de hemoperitoneo en el paciente politraumatizado.[5]

La punción-aspiración peritoneal (sin lavado) actualmente sólo se indica en centros sin disponibilidad de FAST y en enfermos inestables con FAST negativa y sin otro origen claro de una hemorragia grave. El objetivo es detectar, mediante aspiración directa en la cavidad abdominal de líquido peritoneal, sangre o líquido intestinal libre.

La técnica de la punción-aspiración peritoneal consiste en una punción en la línea media infraumbilical (previa descompresión gástrica y vesical) y la inserción intraperitoneal de un catéter multiperforado, tras la infiltración de un anestésico local y la realización de una pequeña incisión cutánea. El catéter puede colocarse mediante la técnica clásica de Seldinger o abriendo la aponeurosis y el peritoneo bajo control visual directo. La aspiración de ≥ 10 ml de sangre no coagulada, bilis, contenido gastrointestinal o fibras vegetales se considera un criterio diagnóstico de lesión intraabdominal, con indicación de laparotomía urgente. En los pacientes que presenten fractura pélvica o gestación avanzada se recomienda la técnica abierta a nivel supraumbilical, que minimiza el riesgo de contacto con un hematoma pélvico y de lesión uterina. El antecedente de laparotomía previa, la obesidad mórbida, la cirrosis avanzada y una coagulopatía preexistente constituyen contraindicaciones relativas para su realización.

1.2.3   Ecografía FAST

Es una exploración simple y rápida (3-5 min), cuyo objetivo es identificar líquido libre, centrando la atención en las cuatro P (pericardio, perihepático, periesplénico y pelvis), que pue-

den ampliarse a pleura y retroperitoneo (véase la figura 1). Se exploran cuatro zonas:

- Cuadrante superior derecho: hígado, riñón y seno costofrénico derecho, y se identifica el espacio hepatorrenal.
- Epigastrio: lóbulo izquierdo del hígado, parte alta de los grandes vasos y, orientando el transductor a cefálico e izquierda, corazón y pericardio.
- Cuadrante superior izquierdo: bazo, riñón izquierdo y espacio esplenorrenal.
- Pelvis: vejiga y espacio rectovesical en los hombres, y útero y espacio de Douglas en las mujeres.

La presencia de líquido en el cuadrante superior derecho es el factor independiente más útil para predecir la necesidad de cirugía.[6] Sus limitaciones son la presencia de enfisema subcutáneo, neumoperitoneo, obesidad y cirugía abdominal

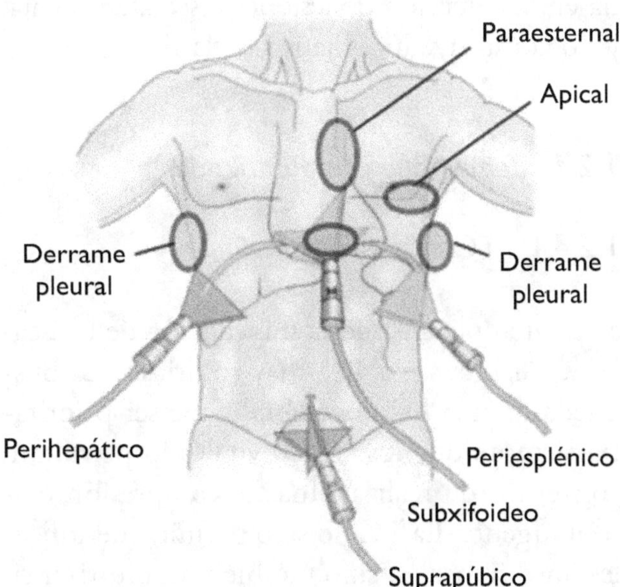

Figura 1. Valoración ecográfica integral en el paciente traumático. Ventanas ecocardiográficas transtorácicas: paraesternal en el eje largo y el eje corto, apical y subxifoidea. Ventanas ecocardiográficas en eco-FAST: perihepática, periesplénica, subxifoidea y suprapúbica. Podemos ampliar el estudio con la ecografía pulmonar para descartar el derrame pleural y el neumotórax.

Se requiere hacer una TC craneal en los pacientes con un traumatismo craneoencefálico leve (p. ej., pérdida comprobada de la consciencia, amnesia definitiva o desorientación comprobada en un paciente con una puntuación en la escala de Glasgow entre 13 y 15) o que presenten cualquiera de los siguientes síntomas:

Alto riesgo para intervención de neurocirugía:	Riesgo moderado, en la TC, para lesión craneoencefálica:
<ul><li>Glasgow < 15 a las 2 horas del traumatismo</li><li>Sospecha de fractura abierta o deprimida de cráneo</li><li>Signos de fractura de la base del cráneo: ojos de mapache, hemotímpano, otorrea/rinorrea de líquido cefalorraquídeo, signo de Battle (hematoma retroauricular)</li><li>Más de dos vómitos</li><li>Edad de 65 años o más</li></ul>	<ul><li>Amnesia de 30 min antes del impacto</li><li>Mecanismo del golpe de riesgo (atropello, tráfico, precipitación)</li></ul>

Tabla 2. Indicaciones *(Canadian CT Head Rule)* para la TC craneal en las lesiones cerebrales por traumatismos leves.[15]

previa. La sensibilidad de la FAST dependerá del estándar de referencia: del 50 % en relación a la TC y la laparotomía, y del 95 % en relación a la evolución clínica. La sensibilidad de la ecografía en la detección de lesiones viscerales es baja, y no constituye un objetivo de la FAST.

1.2.4 Tomografía computarizada

1.2.4.1 TC craneal

Se contempla cuando la puntuación de la escala de Glasgow es ≤ 13 o hay midriasis. La búsqueda de una lesión cerebral debe ser prioritaria siempre que los signos vitales lo permitan, con el fin de realizar una descompresión craneal urgente. La TC no sólo permite identificar lesiones craneales, sino también monitorizar su evolución y respuesta al tratamiento. En caso de traumatismo craneoencefálico leve (Glasgow 14-15) disponemos de dos escalas distintas para valorar la necesidad de la TC: la regla Canadiense y los Criterios de Nueva Orleans (véase la tabla 2). En el año 2012 se compara-

ron en más de 300 pacientes, para valorar las diferencias entre ellas. Ambas fueron muy sensibles (100 %), pero la canadiense resultó más específica (36,3 % frente a 10,2 %), pero en la práctica diaria tiene una baja implementación.[7]

1.2.4.2 TC torácica y abdominal

Las indicaciones para la realización de una TC torácica se resumen en la tabla 3. La TC abdominal es la técnica que posee mayor especificidad para las lesiones de órganos sólidos. Se recomienda añadir la TC torácica en caso de atropello a más de 48 km/h o de precipitación desde más de 7 metros, incluso si la radiografía de tórax es normal.[8] Las lesiones torácicas son causa del 20 % al 25 % de las muertes. En la TC, son signos de lesión aórtica el hematoma mediastínico, la alteración o borrosidad del contorno de la aorta, la visualización directa de las soluciones de continuidad de la pared, los desgarros intimales y los pseudoaneurismas. Permite visualizar neumotórax, hemotórax, contusiones pulmonares (áreas parcheadas

<table>
<tr><td>

Según los hallazgos de la radiografía:

- Consolidaciones
- Neumotórax, neumomediastino o enfisema subcutáneo
- Fractura de columna o escápula
- Fractura de más de tres costillas o de la 1ª o la 2ª costillas
- Mala definición del diafragma
- Alteraciones en la tráquea, los bronquios o los vasos mediastínicos

</td><td>

Según los datos clínicos:

- Sangrado por el tubo traqueal
- Enfisema subcutáneo
- Contusiones en la pared torácica
- Tórax inestable

</td></tr>
</table>

Tabla 3. Indicaciones para la TC torácica.[16]

en vidrio deslustrado si hay edema, o verdaderas consolidaciones en caso de hemorragia alveolar), laceraciones pulmonares (pueden dar lugar a neumatoceles postraumáticos), lesiones en las vías respiratorias altas y laceraciones del diafragma. Las fracturas de las dos primeras costillas (cortas y robustas) suelen indicar un traumatismo de alta energía y pueden asociar lesiones graves (grandes vasos y plexo braquial). El volet costal se produce cuando se fracturan tres o más costillas consecutivas, por dos o más puntos, y dan lugar a un tórax inestable con movimiento paradójico. Una fractura esternal puede asociar contusión miocárdica.

1.2.5 *Arteriografía regional y selectiva*

La arteriografía-embolización es un tratamiento efectivo en el control de las hemorragias de origen torácico, abdominal, retroperitoneal y pélvico. El criterio para su realización es la presencia de fuga de contraste de forma significativa en la TC. Es de gran utilidad la aplicación de protocolos de actuación multidisciplinaria basados en la práctica de la TC y la arteriografía-embolización, ya que puede dar lugar a tratamientos más conservadores y disminuir, por ejemplo, el número de esplenectomías.[9]

1.2.6 *Resonancia magnética*

No es una técnica diagnóstica de primera línea en los pacientes politraumatizados, pero se indica en caso de dudas sobre la integridad diafragmática, traumatismos vertebrales, sospecha de lesión del plexo braquial y seguimiento de la patología aórtica.

2 Valoración ampliada con ultrasonidos de la hemodinámica y de la ventilación en la sala de reanimación

La ecografía FAST ampliada[10] permite valorar con un alto grado de sensibilidad algunas patologías en el paciente politraumatizado, entre las cuales las más consolidadas son:

- Neumotórax: se estudia colocando el transductor en el segundo o tercer espacio intercostal a nivel medioclavicular de ambos hemitórax, y deslizando luego la sonda hasta el sexto espacio intercostal a nivel de la línea axilar anterior. Se diagnostica al no observar deslizamiento pulmonar *(lung sliding)* ni líneas B. Su especificidad es muy alta y su sensibilidad es mayor que la de la radiografía. Se realiza como una extensión de la ecografía FAST, por lo que puede reducir el tiempo del diagnóstico. Permite una valoración de la estabilidad cardiorrespiratoria del paciente en relación a los procedimientos que se le van a realizar (ventilación mecánica, transporte intercentro o aéreo, etc.).[11]

- Derrame pericárdico: tiene una sensibilidad del 90 % para la presencia de líquido en el pericardio, y su diagnóstico cambia radicalmente la estrategia terapéutica a seguir. Es importante recordar que los signos ecocardiográficos de taponamiento no son suficientes para una indicación de pericardiocentesis, pues prevalece la clínica del paciente. Al objetivar un derrame pericárdico hay que descartar una rotura traumática de la arteria aorta.

- Valoración de la precarga,[12] mediante:
  - Observación/medida del tamaño de las cavidades cardíacas: área y volumen telediastólicos del ventrículo izquierdo. Un paciente con hipovolemia presentará un ventrículo izquierdo pequeño e hipercontráctil, con disminución del área telediástolica y telesistólica.
  - Observación de la vena cava inferior pequeña con colapso inspiratorio en pacientes con respiración espontánea, o pequeña al final de la espiración en pacientes en ventilación mecánica con cambios respiratorios variables. En caso de utilizar ecografía transesofágica parece más indicado el estudio de la colapsabilidad de la vena cava superior.

- Función del ventrículo izquierdo: básicamente, y siguiendo los criterios del *Focused Echocardiography Entry Level* (FEEL), la evaluación de la función del ventrículo izquierdo debe realizarse de modo visual

con el fin de determinar si el ventrículo izquierdo está normal, dilatado o hipertrófico, y si la función se encuentra normal (> 55 %) o deprimida de forma leve (40-55 %), moderada (30-40 %) o grave (< 30 %). La estimación visual de la fracción de eyección es un método ampliamente usado en la práctica clínica diaria, pero requiere experiencia por parte del explorador.

3   Monitorización hemodinámica de seguimiento en la unidad de cuidados intensivos[13]

3.1   Termodilución transcardíaca mediante catéter en la arteria pulmonar

Es un método invasivo y dinámico que presenta ciertas ventajas, como facilitar el tratamiento en caso de fallo cardíaco y en la hipertensión pulmonar, pues no se modifica con las arritmias y calcula la saturación venosa mixta de oxígeno.

3.2   Termodilución transpulmonar (PiCCO®, LiDCO™, EV 1000™/ VolumeView™, COstatus®)

Consiste en el análisis de la volemia mediante termodilución puntual por un catéter venoso central y por análisis de la curva de presión arterial de forma continua. Permite predecir una adecuada respuesta al aporte de volumen. En el proceso de decisión del aporte de fluidos se ha subrayado la superioridad de las variables de respuesta dinámica (como la variación de la presión sistólica o del volumen sistólico) en comparación con las variables estáticas. También obtenemos información sobre el gasto cardíaco, la contractibilidad miocárdica y el agua extravascular pulmonar. Es una técnica limitada en situaciones de gasto cardíaco reducido, con tratamientos de depuración extracorpórea y en presencia de comunicaciones intracardíacas.

3.3   Análisis de onda de pulso (Flotrac/Vigileo®, PRAM-MostCare®)

No necesita calibración y permite una valoración dinámica, pero está limitado en caso de arritmias y con ventilación espontánea. En los pacientes con traumatismos se ha demostrado un buen grado de correlación entre el análisis de onda de pulso con MostCare® y el gasto cardíaco obtenido por ecocardiografía transtorácica.

3.4   Ecocardiografía transtorácica y transesofágica[12]

Es una técnica no invasiva o semiinvasiva. Requiere la valoración diaria del funcionalismo cardíaco. Su beneficio reside en el hecho de que permite visualizar directamente la anatomía del corazón y evaluar los flujos dinámicos, las anomalías estructurales, la contractilidad y el volumen intravascular. La ecocardiografía transesofágica (véase la figura 2) ofrece imágenes más definidas, sobre todo de las estructuras posteriores, y tiene una mayor precisión diagnóstica en el paciente con ventilación mecánica y unos valores elevados de presión positiva telespiratoria. Dentro del estudio hemodinámico ofrece información adicional sobre:

- La función global y segmentaria del ventrículo izquierdo.
- La fracción de acortamiento del ventrículo izquierdo, por ecocardiografía transesofágica en el plano transgástrico.

- La función del ventrículo derecho mediante la detección de movimiento del anillo tricuspídeo.
- Las presiones intraventriculares: la presión intraventricular telediastólica del ventrículo izquierdo es una medida que se relaciona con la presión en la aurícula izquierda (equivalente a la presión arterial pulmonar enclavada). De momento la técnica sólo está validada para la ecocardiografía transtorácica. Se calcula mediante el uso combinado de Doppler tisular en el anillo mitral (onda E') y Doppler de flujo transmitral (onda E del llenado pasivo):
  - E/E' < 8 se correlaciona con un ventrículo izquierdo distensible con presiones telediastólicas bajas.
  - E/E' > 15 indica presiones telediastólicas altas y un ventrículo con poca distensibilidad.
  - E/E' entre 8 y 15 requiere el cálculo de variables adicionales del flujo de las

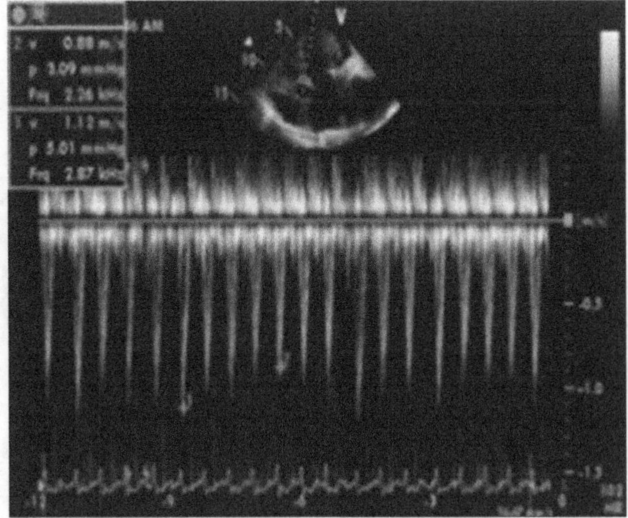

Figura 2. Ecocardiografía transesofágica en el plano transgástrico profundo. El índice de flujo aórtico se calcula como la diferencia entre los flujos pico dividida por su media. Ejemplo: (1,12 − 0,88 / 1) × 100 = 24 % indica una hipovolemia grave.

venas pulmonares y del patrón transmitral.

- La función diastólica del ventrículo izquierdo, mediante los patrones de llenado: flujo normal, alteración de la relajación, flujo de pseudonormalidad y flujo de restricción.
- La función global valvular (regurgitaciones y estenosis), mediante Doppler pulsado, continuo o color.
- La presión de la arteria pulmonar, si hay insuficiencia tricuspídea que permita realizar el cálculo.
- Los pacientes que responderían al aporte de volumen según la ley de Frank-Starling:
  - Índice de variabilidad respiratoria de la vena cava inferior (ΔVCI) $\geq 12\,\%$.
  - Variación del pico de velocidad del flujo aórtico (ΔVPV) $\geq 12\,\%$ (véase la figura 2).

4 Tratamiento basado en objetivos terapéuticos

La corrección de los signos evidentes de hipovolemia y del déficit de perfusión influye de manera directa sobre la mortalidad. Los objetivos terapéuticos son:[14]

- Parámetros hemodinámicos: presión arterial media $> 65\,\text{mmHg}$ durante los primeros 30 minutos, índice cardíaco $> 4,5\,\text{l/min/m}^2$, presión de oclusión de la arteria pulmonar $< 18\,\text{mmHg}$, suministro de oxígeno $> 600\,\text{ml/min/m}^2$ y consumo de oxígeno $> 170\,\text{ml/min/m}^2$.
- Ácido láctico $< 2,1\,\text{mmol/l}$.
- Exceso de bases $\leq 5\,\text{mEq/l}$.
- Saturacion venosa de oxígeno (SvcO_2) o saturación venosa mixta de oxígeno (SvO_2) $> 70\,\%$.

Bibliografía

1. Kortbeek JB, Al Turki SA, Ali J, Antoine JA, Bouillon B, Brasel K, *et al*. Advanced trauma life support. 8th ed. The evidence for change. J Trauma. 2008; 64: 1638-50.
2. Hilty MP, Behrendt I, Benneker LM, Martinolli L, Stoupis C, Buggy D, *et al*. Pelvic radiography in ATLS algorithms: a diminishing role? World J Emerg Surg. 2008; 4: 3-11.
3. Miller PR, Moore PS, Mansell E, Meredith JW, Chang MC. External fixation or arteriogram in bleeding pelvic fracture: initial therapy guided by markers of arterial hemorrhage. J Trauma. 2003; 54: 437-43.
4. Hoffman JR, Wolfson AB, Todd K, Mower WR. Selective cervical spine radiography in blunt trauma: methodology of the National Emergency X-Radiography Utilization Study (NEXUS). Ann Emerg Med. 1998; 32: 461-9.
5. Boulanger BR, Kearney PA, Brenneman FD, Tsuei B, Ochoa J. FAST utilization in 1999: results of a survey of North American trauma centers. Am Surg. 2000; 66: 1049-55.
6. Rose JS, Richards JR, Battistella F, Bair AE, McGahan JP, Kuppermann N. The fast is positive, now what? Derivation of a clinical decision rule to determine the need for therapeutic laparotomy in adults with blunt torso trauma and a positive trauma ultrasound. J Emerg Med. 2005; 29: 15-21.
7. Papa L, Stiell IG, Clement CM, Pawlowicz A, Wolfram A, Braga C, *et al*. Performance of the Canadian CT Head Rule and the New Orleans Criteria for predicting any traumatic intracranial injury on computed tomography in a United States level I trauma center. Acad Emerg Med. 2012; 19: 2-10.
8. Exadaktylos AK, Duwe J, Eckstein F, Stoupis C, Schoerfeld H, ZimmermannH, *et al*. The role of contrast-enhanced spiral CT imaging versus chest X-rays in surgical therapeutic concepts and thoracic aortic injury: a 29-year. Cardiovasc J S Afr. 2005; 16: 162-75.
9. Koo M, Sabaté A, Magalló P, García MA, Domínguez J, de Lama ME, *et al*. Multidisciplinary protocol for computed tomography imaging and angiographic embolization of splenic injury due to trauma: assessment of pre-protocol and post-protocol outcomes. Rev Esp Anestesiol Reanim. 2011; 58: 538-42.
10. Kirkpatrick AW, Sirois M, Laupland KB, Liu D, Rowan K, Ball CG, *et al*. Hand-held thoracic sonography for detecting post-traumatic pneumothoraces: the Extended Focused Assessment with Sonography for Trauma (EFAST). J Trauma. 2004; 57: 288-95.
11. Zhang M, Liu ZH, Yang JX, Gan JX, Xu SW, You XD, *et al*. Rapid detection of pneumothorax by ultrasonography in patients with multiple trauma. Crit Care. 2006; 10: R112.
12. Ayuela Azcarate JM, Clau Terré F, Ochagavia A, Vicho Pereira R. Role of echocardiography in the hemodynamic monitorization of critical patients. Med Intensiva. 2012; 36: 220-32.
13. Alhashemi JA, Cecconi M, Hofer CK. Cardiac output monitoring: an integrative perspective. Crit Care. 2011; 15: 214.
14. Alberto Garcia, MD. Critical care issues in the early management of severe trauma. Surg Clin North Am. 2006; 86: 1359-87.
15. Stiell IG, Wells GA, Vandemheen K, Clement C, Lesiuk H, Laupacis A, *et al*. The Canadian CT Head Rule for patients with minor head injury. Lancet. 2001; 357: 1391-6.
16. Fraga P. Radiografía del trauma torácico. En: Del Cura JL, Pedraza S, Gayete A, editores. Radiología esencial. Madrid: Panamericana; 2009.

Capítulo 3

Atención médica y quirúrgica basada en la minimización del daño colateral en los pacientes con traumatismos

S. Navarro Soto

Departamento de Cirugía
Hospital Universitari Parc Taulí
Universitat Autònoma de Barcelona
Sabadell (Barcelona)

Correspondencia:
Dr. Salvador Navarro Soto
snavarro@tauli.cat

Sinopsis

La atención inicial del paciente politraumatizado se basa en el diagnóstico de aquellas lesiones que ponen en peligro su vida y en tratarlas de forma inmediata. En este contexto, la prevención del daño, bien sea evitando errores de diagnóstico o de procedimiento, o aplicando los conocimientos sobre la resucitación y el tratamiento quirúrgico de los pacientes, determinará los resultados y la mortalidad.

Introducción

Los traumatismos suponen la «tormenta perfecta» para el desarrollo de daños colaterales en la atención de los pacientes que son atendidos por lesiones. La alta frecuencia de pacientes inestables que requieren decisiones rápidas, la imposibilidad de realizar una anamnesis completa y el trabajo a menudo a deshora y con recursos humanos y materiales limitados, son algunos de los factores principales en que se sustenta la posibilidad de cometer errores en el tratamiento.

1   Caso: vía aérea

Acude al servicio de urgencias un paciente de 36 años de edad tras sufrir una herida por arma blanca en la zona cervical (zona I, desde el cartílago cricoides hasta las clavículas y la base del cuello)[1] (véase la figura 1). Tiene la vía aérea permeable, la herida sangra de manera escasa con la maniobra de Valsalva. Está hemodinámicamente estable. Se hace una radiografía de tórax, que resulta normal. Se decide su traslado a radiología para realizar una tomografía computarizada (TC), y al llegar aparece estridor de forma brusca y se decide su intubación orotraqueal, que resulta imposible, por lo que se lleva a cabo una cricotiroidotomía quirúrgica en la misma sala de TC.

Los principales errores que se cometen en el tratamiento de los pacientes con traumatismos están relacionados con el tratamiento de la vía aérea,[2-4] los repetidos intentos de intubación y el retraso en establecer una vía aérea quirúrgica definitiva. La no protección de la vía aérea lleva a la aspiración pulmonar. El principio fundamental que debe seguirse en cualquier paciente con una herida penetrante cervical es el control precoz de la vía aérea.[1]

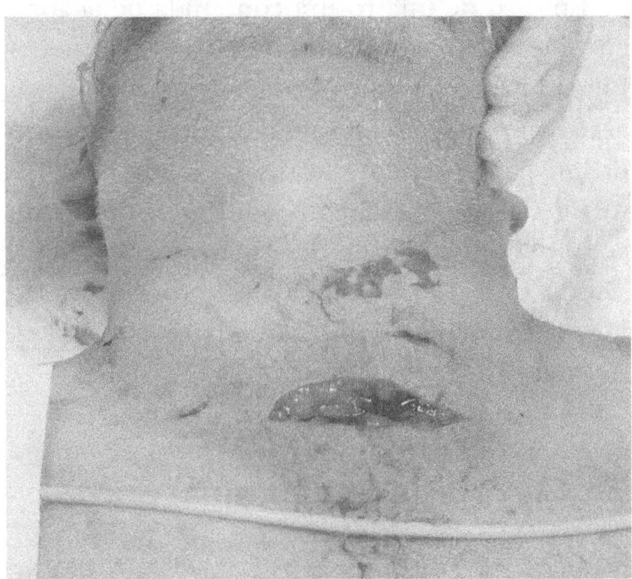

Figura 1. Herida cervical en la zona I.

2   Caso: lesión del tórax

Varón de 29 años de edad que ha sufrido un choque frontal con su motocicleta. A su llegada al servicio de urgencias está intubado por vía orotraqueal, presenta hipofonesis en el hemitórax derecho e inestabilidad hemodinámica. Se coloca un drenaje pleural derecho, que da salida a 560 cm³ de sangre. Se realiza una ecografía (FAST, *focused abdominal sonography in trauma),* que no evidencia líquido libre abdominal ni pericárdico. La radiografía torácica demuestra un hemotórax derecho y el drenaje pleural correctamente colocado. La radiografía de pelvis es normal. El paciente continúa inestable y precisa reposición de líquidos y transfusión de hemoderivados. A los 45 minutos de su llegada se revisa el tubo torácico, se lava con solución salina fisiológica y da salida a 1.200 cm³ de sangre, por lo que se indica una toracotomía urgente.

El retraso en el control de una hemorragia torácica se debe a un diagnóstico tardío, con frecuencia por una inadecuada evacuación de la sangre a través de los tubos torácicos.[2,5]

El concepto de reevaluación propuesto por el *Advanced Trauma Life Support* (ATLS) del American College of Surgeons,[6] en un paciente que persiste inestable o que empeora súbitamente, incluye una nueva exploración y la revisión de todas las sondas y drenajes. En nuestro caso, la reevaluación y la revisión del funcionamiento adecuado del tubo de tórax nos hubiera proporcionado el diagnóstico de hemotórax, y habría sido sometido antes a intervención quirúrgica.

3   Caso: alteración grave de la ventilación

Paciente de 47 años de edad que ha sufrido un choque frontal de un coche contra otro. A su llegada presenta una puntuación en la escala de coma de Glasgow de 7, está hemodinámicamente inestable y se observa una franca distensión abdominal. La radiografía de tórax muestra un pequeño neumotórax derecho, y la radiografía pélvica es normal. La FAST muestra un saco pericárdico normal y abundante líquido libre intraperitoneal. Se decide llevar a cabo una intubación orotraqueal y una laparotomía urgente. Mientras el paciente es trasladado al quirófano sufre un súbito empeoramiento hemodinámico y dificultad ventilatoria. Es diagnosticado de neumotórax a tensión. Se coloca una aguja gruesa a nivel del segundo espacio intercostal, en la línea media clavicular derecha, y luego un tubo torácico, con lo cual mejora su estado hemodinámico.

La causa más habitual de neumotórax a tensión es la ventilación mecánica con presión positiva en pacientes con lesión de la pleura visceral. El neumotórax a tensión es siempre un diagnóstico clínico, y no radiológico. Se caracteriza por dolor torácico, disnea, hipotensión, taquicardia, desviación traqueal, venas yugulares distendidas, timpanismo y falta de ventilación en el hemitórax afectado.[6] Incluso en centros de trauma con alta experiencia se producen errores de tratamiento como el retraso en el drenaje de un neumotórax a tensión, con el evidente peligro para la vida del paciente.[4]

4   Caso: lesión mediastínica

Paciente de 25 años de edad que acude tras salir despedido de su motocicleta y chocar contra un muro. A su ingreso, está consciente y hemodinámicamente estable. Presenta fractura de fémur derecho. Se realiza una radiografía de tórax (véase la figura 2), que demuestra un ensanchamiento mediastínico compatible con una rotura contenida de la aorta. La radiografía pélvica es normal.

Se decide su traslado a otro centro por no disponer de medios adecuados en caso de con-

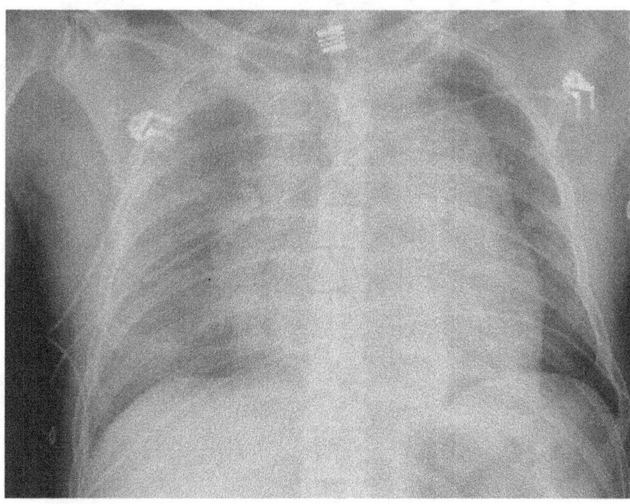

Figura 2. Ensanchamiento mediastínico. Posible rotura contenida de la aorta.

firmarse la orientación diagnóstica de rotura contenida de la aorta. Antes del traslado, el paciente presenta frialdad de piel y mucosas, palidez e inestabilidad hemodinámica. Se decide acelerar el traslado ante la posibilidad de un sangrado intratorácico. A los 35 minutos de traslado, antes de llegar al hospital, se produce un paro cardiorrespiratorio, que no puede recuperarse, y el paciente muere. La autopsia judicial revela la rotura aórtica contenida y un hemoperitoneo masivo por rotura esplénica.

En caso de una rotura contenida de la aorta en un paciente con politraumatismo, la inestabilidad hemodinámica se debe la mayoría de las veces a un origen del sangrado no diagnosticado previamente; en esta situación, de nuevo la reevaluación del paciente ayudará al diagnóstico.[1,6] El control tardío de una hemorragia sigue siendo uno de los principales errores que con mayor frecuencia se asocian a la mortalidad en trauma.[2-4]

5   Caso: lesión abdominal grave

Paciente de 36 años de edad que ha sufrido un atropello en la vía pública. A su ingreso tiene una presión arterial de 130-45 mmHg y una frecuencia cardíaca de 110 latidos por minuto. Está inquieto. Se hacen radiografías de tórax y de pelvis, que son normales. Se realiza una TC y se observa una lesión esplénica de grado III según la *Organ Injury Scaling* (OIS),[7] con sangrado activo. El paciente presenta un rápido deterioro hemodinámico y es trasladado con urgencia al quirófano.

El diagnóstico de *shock* en trauma incluye palidez, frialdad y taquicardia. Confiar en la presión arterial como un indicador del estado de *shock* puede hacer que se demore su reconocimiento. En general, es necesaria una pérdida del 30 % de la volemia para que aparezca hipotensión arterial.[6]

En el caso que se presenta, una FAST hubiera llevado al diagnóstico de hemoperitoneo, sin más dilación y sin retraso en el control del sangrado, que como ya se ha comentado sigue constituyendo una de las principales causas de mortalidad evitable.[2-4]

6 Caso: cirugía de control de daños

Paciente de 50 años de edad con un disparo de escopeta en el hipocondrio izquierdo (véase la figura 3). Presenta hipofonesis y matidez en el hemitórax izquierdo, está hemodinámicamente inestable y refiere dolor abdominal. Se coloca un drenaje torácico izquierdo, que da salida a 1.000 cm³ de sangre. Se realiza una FAST que muestra el saco pericárdico libre y un gran hemoperitoneo. Se decide practicar una laparotomía y se observa rotura del diafragma izquierdo, lesión en la curvatura mayor del cuerpo gástrico, lesión-estallido del bazo, lesión del colon transverso y numerosas perforaciones en el intestino delgado. Durante la intervención es necesaria la infusión masiva de hemoderivados y líquidos. La presión arterial es de 90-60 mmHg, la frecuencia cardía-

ca es de 110 latidos por minuto y la temperatura central es de 32,8 °C. La gasometría demuestra acidosis metabólica. La concentración plasmática de ácido láctico es cuatro veces superior a la normal. Se realiza una gastrectomía subtotal con reconstrucción gastroyeyunal, esplenectomía, cuatro resecciones de intestino delgado y anastomosis yeyunoileales e ileoileales, resección del colon transverso y anastomosis colocólica. El tiempo quirúrgico es de 6 horas y 28 minutos. Se infunden coloides (3,5 l), cristaloides (5 l), concentrados de hematíes (22 unidades), plasma (12 unidades) y plaquetas (10 unidades). A su llegada a la unidad de cuidados intensivos se observa sangrado en la sábana, procedente de las heridas y de los puntos de punción. Presenta una coagulopatía y muere a las 36 horas del postoperatorio.

Clásicamente, la cirugía del trauma se definía como un rápido acceso a la cavidad peritoneal o torácica, el control de la hemorragia y de la contaminación, y la reparación de todas las lesiones. Sin embargo, a finales de la década de 1990 los cirujanos aprendieron que esta exigente técnica, aplicada a pacientes con un traumatismo, en un momento de extrema labilidad metabólica, podía exceder la reserva fisio-

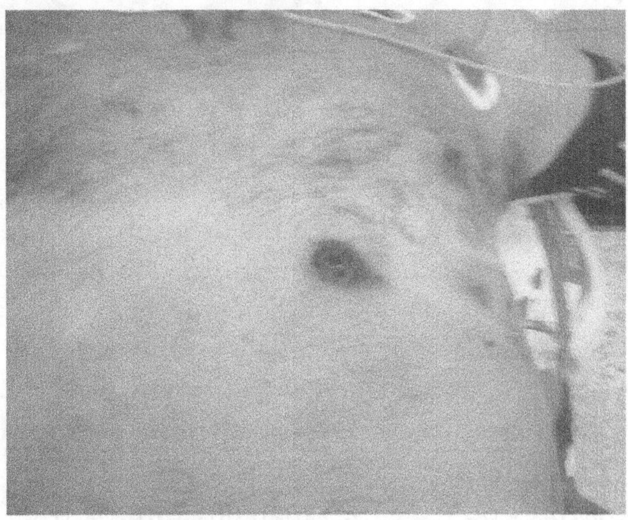

Figura 3. Disparo por escopeta en hipocondrio izquierdo.

lógica y conducir a la muerte. Fue durante esos años cuando los cirujanos William Schwab y Michael Rotondo acuñaron el término *damage control* (cirugía del control de daños), que implica un rápido control de la hemorragia mediante la clásica ligadura quirúrgica de los vasos accesibles, el taponamiento de las zonas sangrantes y el uso de la radiología intervencionista para embolización, si es necesaria, durante la intervención o en el postoperatorio. También incluye el control de la contaminación, sin realizar anastomosis y evitando los estomas, para finalizar dejando el abdomen abierto.[1,5,8] Todo ello persigue restaurar del modo más rápido y eficaz posible la fisiología del paciente, y evitar que aparezca la denominada «tríada letal», consistente en hipotermia, coagulopatía y acidosis metabólica, que con tanta frecuencia lleva a la muerte de los pacientes.

La clave de la cirugía de control de daños es la decisión rápida e inicial, por parte del equipo asistencial, sobre si un determinado paciente politraumatizado es candidato a este tipo de actuación.[1,5,8] Debe considerarse siempre en los pacientes con lesiones combinadas vasculares, de órgano solido y de víscera hueca, con lesión penetrante del área duodenopancreática (conocida como *surgical soul),* fractura pélvica y hematoma expansivo, o en combinación con otras lesiones y lesiones asociadas que obligan a explorar dos zonas anatómicas. También se planteará en aquellos pacientes cercanos al fin de su reserva fisiológica, esto es, con una temperatura $\leq 34\,^{\circ}C$, $pH \leq 7,25$, lactato ≥ 5 mmol/l, tiempo de protrombina $\leq 60\,\%$, necesidad de transfusión de más de 10 unidades de concentrados de hematíes y presión arterial sistólica ≤ 90 mmHg durante más de 60 minutos. Igualmente, hay que considerar este tipo de cirugía cuando en el acto quirúrgico se cuantifiquen pérdidas de sangre mayores de 4 litros, sangrados difusos o en sábana, y cuando se estime que para comple-

tar la intervención serán necesarios más de 90 minutos.

Todos estos condicionantes (tipo de lesión, estado fisiológico del paciente y hallazgos quirúrgicos) indican y hacen presuponer que el paciente requiere cirugía de control de daños y su traslado inmediato a la unidad de cuidados intensivos para proseguir con la reanimación.

Cuando se analizan los errores cometidos durante la atención a los pacientes con politraumatismo, se observa que la falta de cumplimiento de los criterios para la cirugía de control de daños se relaciona con la mortalidad.[2-4]

7   Caso: lesión pélvica

Mujer de 45 años de edad que se ha precipitado desde una altura de cuatro pisos. A su ingreso tiene una presión arterial de 80/45 mmHg y una frecuencia cardíaca de 121 latidos por minuto. Presenta fractura de pelvis y de ambos fémures. La vía aérea es permeable, la exploración del tórax es normal y la puntuación en la escala de coma de Glasgow es de 14. Se decide, como primera acción, colocar una sábana alrededor de la pelvis. La radiografía de tórax es normal y la de pelvis confirma la fractura pélvica (véase la figura 4). Se realiza una FAST, que no muestra anormalidades. La paciente está hemodinámicamente inestable y se decide su traslado a la sala de radiología intervencionista para embolización. Al llegar allí, la paciente muestra un empeoramiento hemodinámico progresivo y se realiza una nueva FAST, que demuestra abundante líquido libre intraabdominal. Se le practica una laparotomía urgente, que evidencia una lesión esplénica, y se realiza una esplenectomía. Durante la intervención se mantiene la sábana-cincha cerrando el anillo pélvico. Tras la cirugía es remitida a que se le realice una angiografía para embolización.

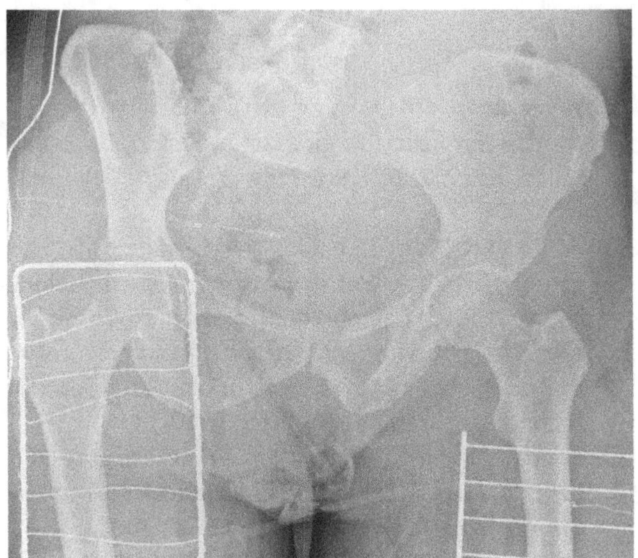

Figura 4. Fractura pélvica.

Este caso nos permite reflexionar sobre varias cuestiones. La actuación en la pelvis, cerrando el anillo pélvico de forma inmediata con una sábana, reduce el sangrado venoso, que es la principal causa de la hemorragia en estas fracturas.[7,9,10] La utilidad de este sencillo gesto es incuestionable en todos los protocolos de atención y centros de trauma.[1,6,10] Sin duda, las fracturas de pelvis constituyen un importante foco de hemorragia, y no valorarlo ha sido uno de los errores que se han cometido en la atención inicial de estos pacientes.[1,6,10]

Otra duda que ofrece nuestro caso es dónde actuar primero en caso de fractura pélvica, hemoperitoneo y paciente inestable hemodinámicamente. En otras palabras, si nuestra paciente hubiera sido diagnosticada de hemoperitoneo, cuál sería el orden terapéutico aconsejado; todas las recomendaciones internacionales[6] coinciden en que en primer lugar debe cerrarse la pelvis con una sábana-cincha y luego trasladar de inmediato al paciente a un quirófano para laparotomía.

Otro punto de interés es el valor de la FAST en los pacientes con fracturas pélvicas, sobre todo en presencia de inestabilidad hemodinámica.[11] En estas circunstancias, con frecuencia se ha mostrado poco fiable y se aconseja, en caso de ser negativa, practicar una aspiración peritoneal abierta[12] con el fin de evaluar si hay o no sangre libre en la cavidad peritoneal.[13]

8   Caso: traumatismo craneal

Paciente de 34 años de edad que ha sufrido un atropello en la vía pública. A su ingreso tiene una presión arterial de 110/60 mmHg, una frecuencia cardíaca de 90 latidos por minuto y una puntuación en la escala de coma de Glasgow de 11. El resto de la exploración física es normal. Se realizan radiografías de tórax y pelvis, que son normales, y se decide su traslado para hacerle una TC toracoabdominal y craneal. Antes del traslado, el paciente presenta una clara disminución en la escala de Glasgow, hasta una puntuación de 9. En estos momentos presenta una presión arterial de 100/60 mmHg y una frecuencia cardíaca de 110 latidos por minuto. Se decide realizar una infusión de líquidos, se procede a intubación orotraqueal y se traslada a radiología, donde se le realiza la TC toracoabdominal y craneal, que muestra hemosinus nasal y contusión frontal, lesión esplénica con sangrado activo y hemoperitoneo; el tórax es normal. Se traslada urgentemente al quirófano para una laparotomía.

Este caso nos proporciona importantes lecciones. En trauma, el *shock* se define como palidez, frialdad y taquicardia. Cabe señalar de nuevo el concepto de reevaluación: en un paciente con un traumatismo craneal, la afectación del estado de consciencia puede deberse a una disminución de la perfusión-oxigenación cerebral, o ser consecuencia directa del traumatismo craneal. Reevaluar al paciente buscando un foco de sangrado que explique su alteración de la consciencia, antes de atribuirlo al traumatismo craneal, es la conducta más adecuada.[6]

Bibliografía

1. Boffard KD, editor. Manual of definitive surgical trauma care. 3rd ed. London: Hodder Arnold; 2011.

2. Gruen RL, Jurkovich GJ, McIntyre LK, Foy HM, Maier RV. Patterns of errors contributing to trauma mortality: lessons learned from 2,594 deaths. Ann Surg. 2006; 244: 371-80.

3. Ivatury RR, Guilford K, Malhotra AK, Duane T, Aboutanos M, Martin N. Patient safety in trauma: maximal impact management errors at a level I trauma center. J Trauma. 2008; 64: 265-72.

4. Teixeira PG, Inaba K, Hadjizacharia P, Brown C, Salim A, Rhee P, *et al.* Preventable or potentially preventable mortality at a mature trauma center. J Trauma. 2007; 63: 1338-47.

5. Hirshberg A, Mattox KL. Top Knife: Art and craft in trauma surgery. Castle hill Barns, UK: tfm Publishing; 2006.

6. American College of Surgeons. Advanced Trauma Life Support program for physicians: ATLS. 8th ed. Chicago, IL: American College of Surgeons; 2008.

7. Moore EE, Cogbill TH, Jurkovich GJ, Shackford SR, Malangoni MA, Champion HR. Organ injury scaling: spleen and liver (1994 revision). J Trauma. 1995; 38: 323-4.

8. Wyrzykowski AD, Feliciano DV. Trauma damage control. En Feliciano D, Mattox K, Moore E, editores. Trauma, 6th ed. New York: McGraw-Hill Co; 2008.

9. Smith WR, Moore EE, Osborn P, Agudelo JF, Morgan SJ, Parekh AA, *et al.* Retroperitoneal packing as resuscitation technique for hemodynamically unstable patients with pelvic fractures: report of two representatives cases and a description of technique. J Trauma. 2005; 59: 1510-14.

10. Scalea T, Stein D, O'Toole R. Pelvic fractures. En Feliciano D, Mattox K, Moore E, editores. Trauma, 6th ed. New York: McGraw-Hill Co; 2008.

11. Flint L, Cryer G. Pelvic fracture: the last 50 years. J Trauma. 2010; 69: 483-8.

12. Friese RS, Malekzadeh S, Shafi S, Gentinello LM, Starr A. Abdominal ultrasound is an unreliable modality for the detection of hemoperitoneum in patients with pelvic fracture. J Trauma. 2007; 63: 97-102.

13. Demetriades D, Velmahos G. Indications for and techiques of laparotomy. En Feliciano D, Mattox K, Moore E, editores. Trauma, 6th ed. New York: McGraw-Hill Co; 2008.

Capítulo 4

Marcadores bioquímicos, de hemostasia y de coagulación en los pacientes con traumatismos

A. León-Justel, J.A. Noval-Padillo, H.C. Macher, I. Domínguez,
A. Rodríguez-Rodríguez, J.M. Guerrero

Unidad de Gestión de los Laboratorios Clínicos
Hospital Universitario Virgen del Rocío
Instituto de Biomedicina de Sevilla (IBiS)
Universidad de Sevilla
Centro Superior de Investigaciones Científicas
   (CSIC)
Sevilla

Correspondencia:
Dr. Juan Miguel Guerrero
guerrero@us.es

Sinopsis

Las medidas de soporte para el traumatismo grave precisan equipos que permitan realizar pruebas para medir el equilibrio ácido-base, el lactato, el calcio iónico, el hemograma y la coagulación mediante tromboelastografía. Un laboratorio móvil es el nuevo paradigma que ha sido desarrollado en nuestra unidad para el soporte de la respuesta inmediata, e incorpora todo el equipamiento necesario para la monitorización de la homeostasis y de la hemostasia.

Introducción

La hemorragia masiva es una de las principales causas de morbimortalidad en los pacientes con traumatismos graves, que oscila entre el 30 % y el 40 %,[1,2] y es un factor independiente de mortalidad, que llega incluso a duplicarla para una misma puntuación de gravedad.[3]

La estrategia más apropiada para el tratamiento de la coagulopatía es un tema de gran interés en la literatura actual.[4] Una interesante revisión sistemática[5] pone de manifiesto la relación entre las estrategias de resucitación y de reposición de fluidos en el paciente traumático y su impacto en la coagulopatía. Los autores consideran esencial disponer de las herramientas y de las pruebas de laboratorio adecuadas para predecir y diagnosticar de forma precoz la coagulopatía, con el fin de identificar, desde el ingreso en el área de urgencias, a los pacientes de riesgo que pudieran beneficiarse de estrategias específicas de tratamiento según su estratificación de riesgo.

1   ¿Qué pruebas de laboratorio son las más útiles y cómo debemos utilizarlas para la identificación precoz y el tratamiento de la coagulopatía?

El tratamiento de la coagulopatía requiere pruebas de laboratorio que sean sensibles a los mecanismos fisiopatológicos implicados, y que deberían estar disponibles de inmediato desde el mismo momento del ingreso.

La mayoría de los centros tratan al paciente con un traumatismo basándose en los resultados de las pruebas clásicas de coagulación: tiempo de protrombina, tiempo de tromboplastina parcial activada, fibrinógeno y recuento de plaquetas. Estas pruebas presentan numerosas limitaciones, ya que la respuesta hemostática es el resultado de una compleja interacción de las proteínas plasmáticas, las plaquetas, el endotelio vascular, la respuesta inflamatoria y el *shock* (modelo celular de la hemostasia),[6] y no puede estimarse a partir de los resultados de unas pruebas de laboratorio realizadas en plasma, que sólo proporcionan una visión parcial de la fase de generación de la trombina y no son sensibles a otras alteraciones clave en la coagulopatía del traumatismo grave, como son la contribución del fibrinógeno, las plaquetas y el factor XIII a la formación y la estabilización del coágulo, ni a la implicación de las vías inhibidoras representadas por la tombomodulina y la proteína C, y la fibrinólisis.

Johansson *et al.*,[7] en una serie de 80 pacientes con traumatismos graves, no encontraron diferencias en el patrón de biomarcadores de inflamación, daño endotelial, hipoperfusión, hiperfibrinólisis y consumo entre los pacientes que al ingreso presentaban una coagulopatía, identificada por el alargamiento de los tiempos de coagulación (tiempo de protrombina y tiempo de tromboplastina parcial activada), y aquellos que no la presentaban. En los mismos términos se expresan otros autores,[8] que asocian la coagulopatía del traumatismo con un estado de anticoagulación e hiperfibrinólisis mediado por la activación de la trombomodulina en respuesta a la hipoperfusión tisular, y caracterizada por un incremento de la expresión endotelial del factor tisular de activación del plasminógeno y el consumo de la proteína C y el inhibidor del factor tisular del plasminógeno. La activación de las vías de la trombomodulina y la proteína C tienen significación clínica: el incremento de la trombomodulina y la reducción de la proteína C se asocian con un aumento de los requerimientos de transfusiones y de la morbimortalidad.

La implicación que la hipoperfusión tisular tiene en el tratamiento de la coagulopatía en los traumatismos graves hace necesario disponer de marcadores fiables que nos permitan aproximar estos estados de déficit de oxigenación asociados a la hemorragia grave y al *shock*. El exceso de base y la depuración de ácido láctico se han relacionado con los requerimientos de transfusiones y la mortalidad en los traumatismos graves.[9] Otros estudios han tratado de relacionar la saturación tisular de oxígeno medida en el sistema nervioso central o el músculo esquelético como guía para la reposición de volumen o la administración de transfusiones.[9]

Paralelamente a estas determinaciones, es necesario disponer de una adecuada monitorización de la hemostasia. La tromboelastografía-TEM (ROTEM®, Pentapharm GmbH, Alemania) surge como una alternativa a las pruebas clásicas de la coagulación. Descrita por primera vez por Harter[10] en 1948, ha cobrado interés a propósito de su incorporación en el panel de pruebas de laboratorio para el tratamiento de la hemorragia masiva de la American Society of Anesthesiologists.[11] Basándose en el cambio de las propiedades viscoelásticas de la sangre, proporciona una visión global y dinámica del proceso de coagulación que es sensible a los diferentes mecanismos implicados en la respuesta hemostática al traumatismo (véase la figura 1). Proporciona información sobre la contribución de los factores de la coagulación y los inhibidores en la generación de trombina, así como sobre la contribución de las plaquetas, el fibrinógeno y el factor XIII a la formación y la estabilización del coágulo, y finalmente, es el método de referencia para detectar la presencia de fibrinólisis. La aplicación de esta tecnología en la monitorización intensiva del paciente con un traumatismo permite conocer en tiempo real el estado de la coagulación y guiar el soporte transfusional.

La utilización combinada de las diferentes pruebas, la interpretación de las gráficas y el análisis de los resultados de los diversos parámetros que proporciona la TEM, permite iden-

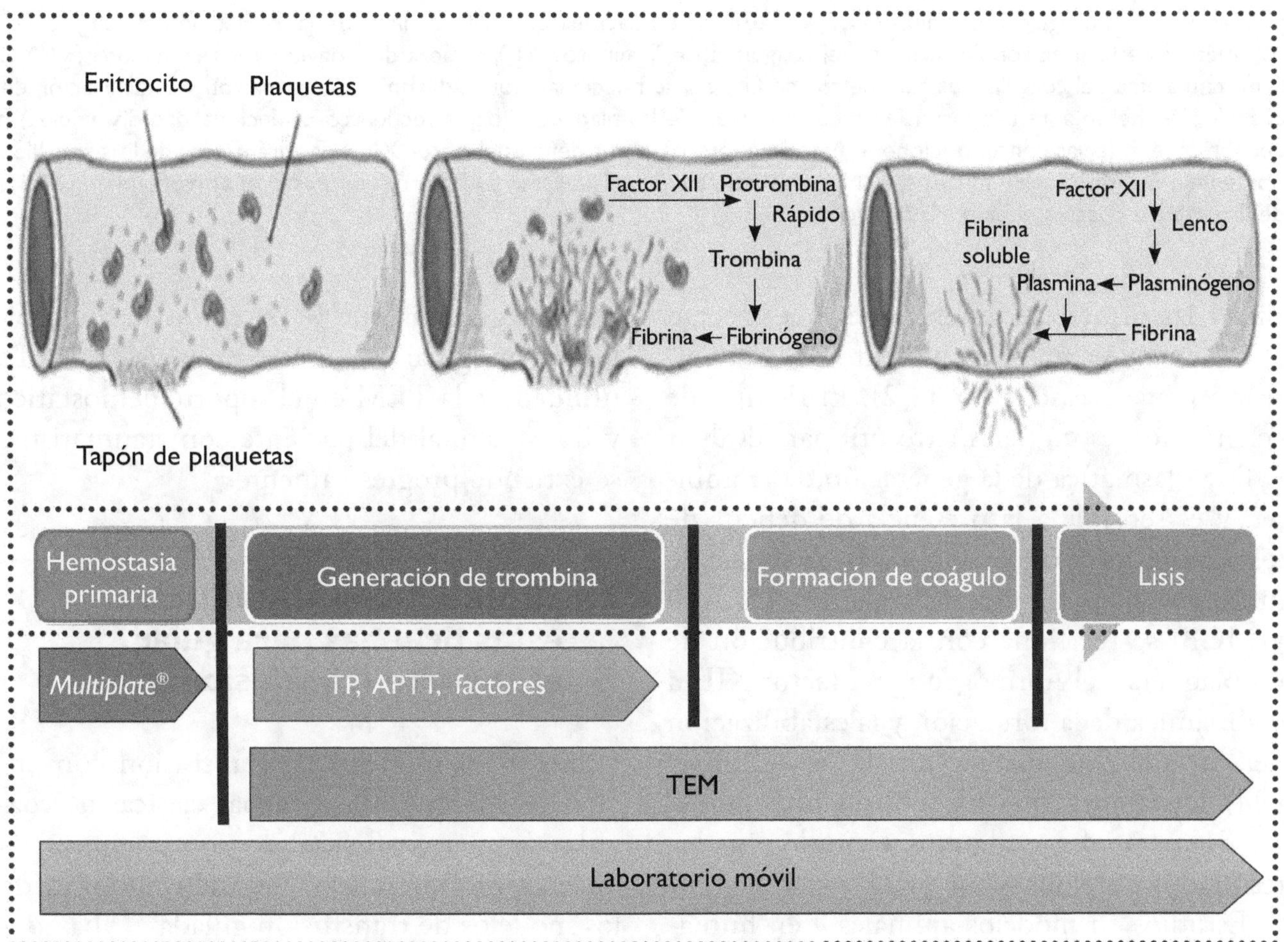

Figura 1. Monitorización dinámica de la coagulación. La imagen presenta las diferentes fases de la hemostasia, desde la hemostasia primaria hasta la lisis final del coágulo, así como las diferentes pruebas de laboratorio disponibles para su estudio.

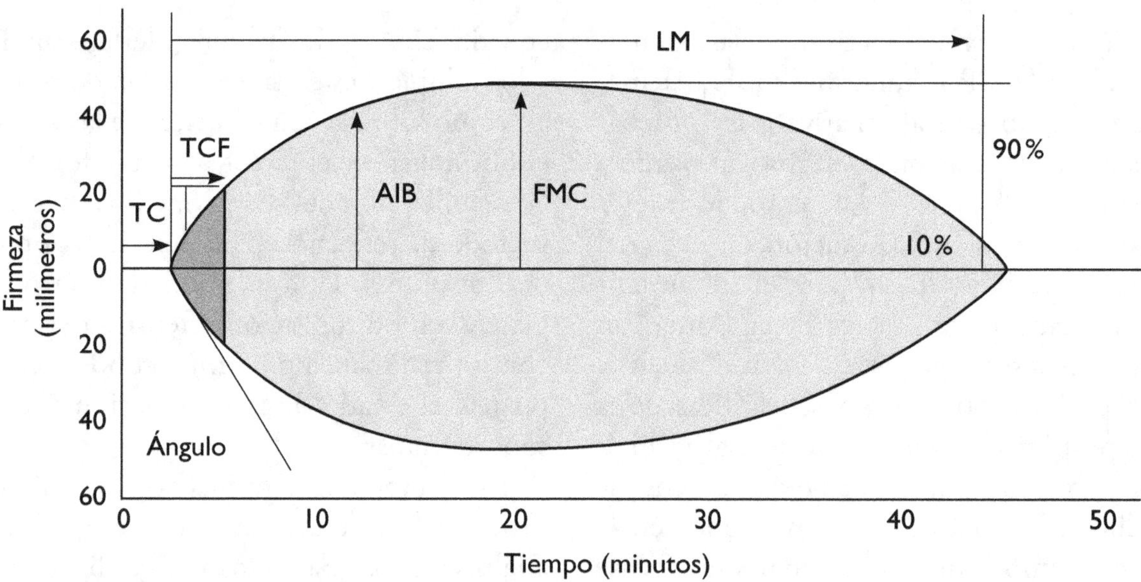

Figura 2. Diagrama general de TEM. El tiempo de coagulación (TC) es un parámetro sensible a la fase plasmática de generación de trombina, que se altera en caso de déficit de los factores de la coagulación o por la presencia de inhibidores. Es especialmente sensible a los déficits de factores asociados a la coagulopatía dilucional. El tiempo necesario para alcanzar un coágulo de firmeza (TCF) de 20 mm se relaciona con la fase inicial de la formación del coágulo. Los parámetros de firmeza son: A5, firmeza del coágulo a los 5 minutos; A10, firmeza del coágulo a los 10 minutos; y FMC, firmeza máxima del coágulo. Los parámetros de firmeza se relacionan con la dinámica de formación y estabilización del coágulo. Se alteran ante una insuficiente contribución de las plaquetas (bajos recuentos o funcionalidad disminuida) o del fibrinógeno (bajas concentraciones o función alterada), o por déficit del factor XIII. Los parámetros de lisis son: LI30, porcentaje de lisis a los 30 minutos, y LM, porcentaje total de lisis. Estos parámetros expresan el porcentaje de pérdida de firmeza del coágulo debido a la fibrinólisis.

tificar las principales alteraciones que afectan a la hemostasia en el tratamiento del traumatismo grave (véase la figura 2). El tiempo de coagulación es un parámetro útil para evaluar la fase plasmática de la generación de trombina, y es sensible a la presencia de déficits de los factores de coagulación y a la presencia de inhibidores. La firmeza del coágulo (A5, A10 y MCF) se relaciona con la contribución de las plaquetas, el fibrinógeno y el factor XIII a la dinámica de la formación y la estabilización del coágulo. Los parámetros de lisis (LI30 y LM) identifican una fibrinólisis aumentada. La figura 3 ofrece algunos ejemplos de los resultados obtenidos con TEM.

Estudios en modelos animales y en humanos han demostrado la utilidad de la TEM como herramienta para la monitorización de los trastornos de la coagulación asociados a la hemorragia masiva,[12,13] así como su aplicabilidad para guiar el soporte transfusional.[14] La utilidad de la TEM en el soporte hemostático y transfusional del paciente con traumatismo se extiende progresivamente.[15-19]

2 ¿Cómo debemos utilizar estas pruebas para guiar el soporte transfusional?

Frente a los modelos de transfusión convencional basados en las pruebas clásicas de coagulación y transfusión de componentes en diversas proporciones,[20] se están imponiendo los modelos de transfusión guiada[21-23] basados en la monitorización dinámica de la coagulación en la cabecera del paciente y la aplicación de algoritmos de transfusión (la figura 4 repre-

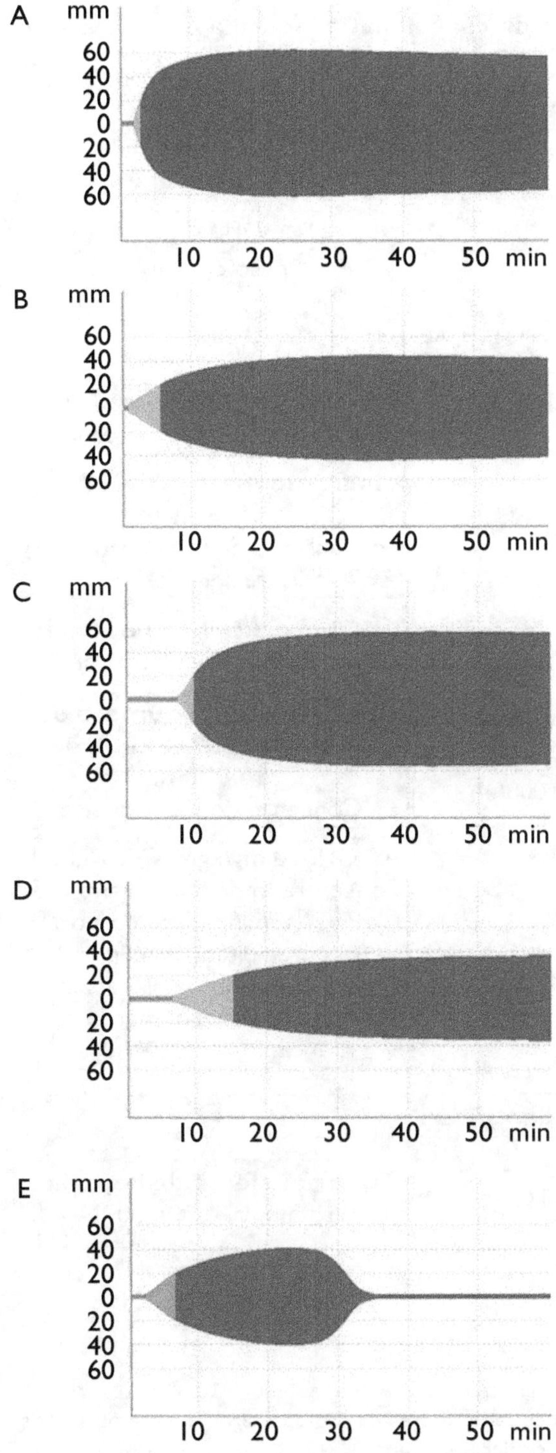

Figura 3. Ejemplos de resultados obtenidos con TEM. A) Resultado normal. B) Firmeza máxima del coágulo reducida, debido a una insuficiente contribución de las plaquetas o del fibrinógeno. C) Insuficiente generación de trombina debido a un déficit de los factores de la coagulación o a la presencia de inhibidores. D) Insuficiente generación de trombina con un déficit de contribución de las plaquetas o del fibrinógeno. E) Hiperfibrinólisis.

senta la modificación del modelo que aplica el Hospital Traumatológico de Salzburgo).

Davenport *et al.*[24] observaron que un A5 < 35 mm podría predecir un sangrado masivo en la mayoría de los casos; un A10 < 4 mm FIBTEM o un A10 EXTEM < 35 mm, o ambos, indicarían una posible coagulopatía.

Schochl *et al.*[4] sugieren una estrategia de transfusión basada en el uso de la TEM para guiarla y del fibrinógeno como tratamiento de primera línea para corregir la coagulopatía en el paciente con un traumatismo. En una serie de casos hallaron mejores tasas de supervivencia cuando aplicaban esta estrategia en comparación con la transfusión convencional. El fibrinógeno es el factor de la coagulación que se encuentra en mayor concentración en el plasma, y es también el primero que disminuye en la hemorragia masiva. Su corrección hasta valores de entre 3 y 4 g/l puede disminuir la mortalidad en los pacientes con traumatismos.[25] En cualquier caso, las actuales guías sugieren transfundir fibrinógeno con un valor crítico inferior a 1 g/l,[26] y recomiendan el suplemento de 3 g para aumentar su concentración en un 1 g/l para un paciente de 70 kg de peso.[27] En el caso concreto de los traumatismos, las directrices europeas recomiendan mantener los valores del fibrinógeno entre 1,5 y 2 g/l. En la coagulopatía primaria, un A10 < 5 mm es un buen predictor de que el fibrinógeno se encuentra en valores < 1 g/l, con una sensibilidad del 91 % y una especificidad del 85 %.[28]

Otro aspecto importante en relación con estos pacientes es la formación de trombina en el inicio del proceso de la coagulación. No parece que esté sustancialmente afectada en las fases precoces de la coagulopatía inducida por un traumatismo,[29] por lo que la idea de la transfusión precoz de plasma fresco congelado está en debate. Además, en relación al complejo protrombínico faltan datos de seguridad, ya que es un procoagulante con posibles efectos

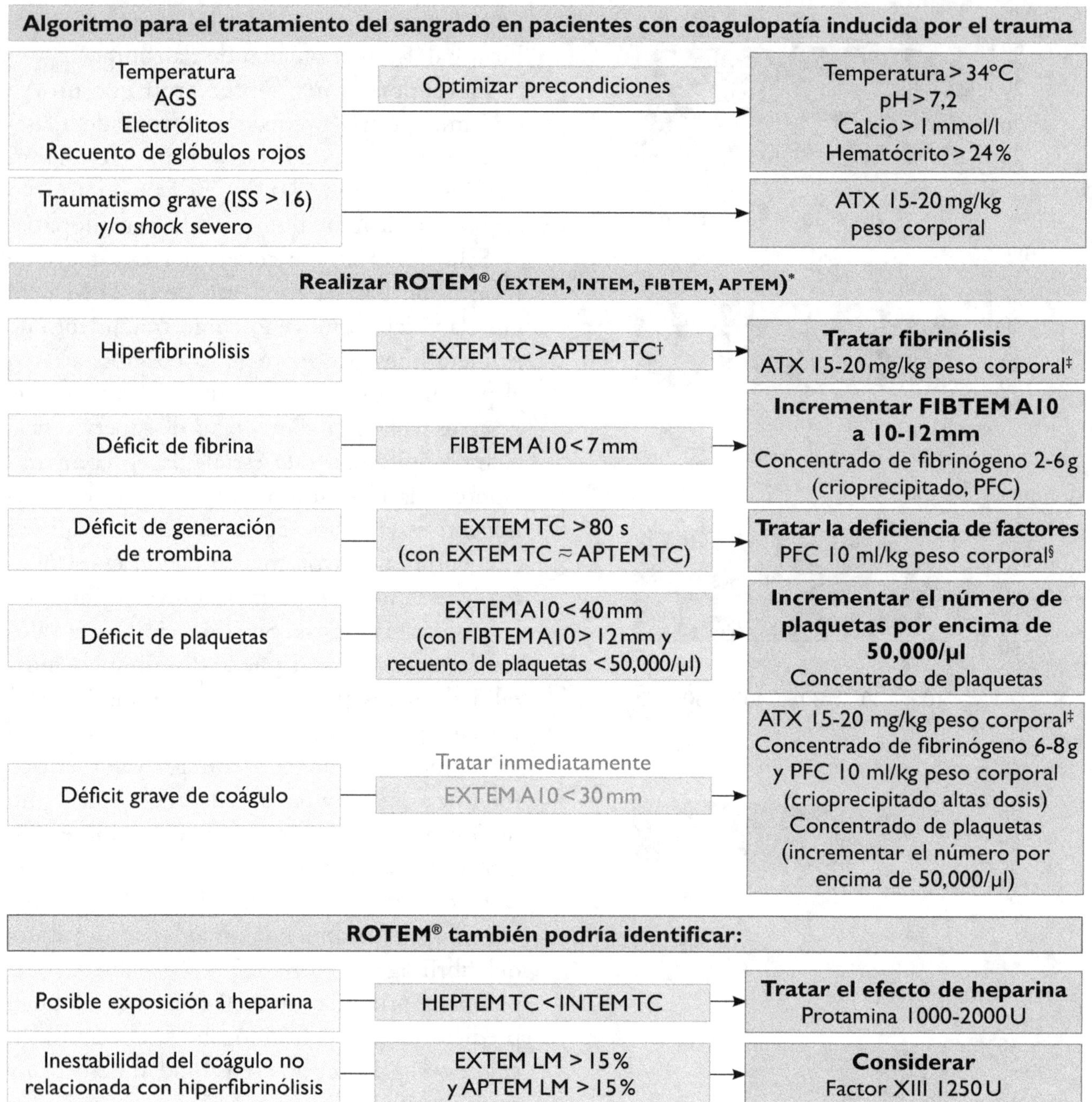

* En los pacientes que se sepa que están tomando inhibidores plaquetarios se utiliza el Multiplate.
§ Si se sospecha o se comprueba una disminución de la ATIII, considérese la administración de ATIII.
† Cualquier mejora en los parámetros del APTEM con respecto al EXTEM puede ser interpretada como un signo de hiperfibrinólisis.
‡ Sólo para pacientes que no recibieron ácido tranexámico en una etapa anterior del algoritmo.

Figura 4. Algoritmo de tratamiento dirigido por TEM para la coagulopatía inducida por un traumatismo. El algoritmo representa un protocolo de trabajo estándar para el tratamiento hemostático guiado por ROTEM® en la sala de emergencias de trauma. Entre paréntesis se incluyen los agentes hemostáticos sugeridos para aquellos hospitales donde no se dispone de concentrados de factores de la coagulación. Lesión cerebral traumática: recuento de plaquetas 80.000-100.000/l. Valores normales: EXTEM tiempo de coagulación (TC): 38-79 segundos; EXTEM y APTEM amplitud coágulo a los 10 minutos (A10): 43-65 mm; EXTEM lisis máxima (LM) < 15%; FIBTEM A10: 7-23 mm; INTEM TC: 100-240 s. A10: amplitud del coágulo en 10 minutos; AGS: análisis de gases en sangre; ATX: ácido tranexámico; LM: lisis máxima; PFC: plasma fresco congelado; TC: tiempo de coagulación.

adversos tromboembólicos.[30] Debido a esto, es conveniente monitorizar su tratamiento según los datos del TEM (EXTEM CT).

La fibrinólisis es una alteración frecuente en el paciente con traumatismos. El uso de la TEM permite identificar, mediante parámetros específicos, si hay fibrinólisis. En estos momentos hay varios estudios clínicos en marcha que están valorando el posible beneficio del uso de antifibrinolíticos en los estadios iniciales del tratamiento de la coagulopatía. El estudio aleatorizado CRASH-2 ha comparado la administración precoz de ácido tranexámico frente a placebo, y ha demostrado que disminuye la mortalidad global en los pacientes politraumatizados.[31]

Una cuestión importante es el soporte transfusional de los pacientes en tratamiento con anticoagulantes orales o antiagregantes plaquetarios. Estos tratamientos incrementan de forma importante el riesgo hemorrágico, por lo que debe disponerse de sistemas adecuados para identificar a estos pacientes de cara a su adecuada estratificación de riesgo y tratamiento transfusional. El caso de los pacientes en tratamiento anticoagulante oral está bastante bien solucionado con el uso de los sistemas POC *(point-of-care)* del INR (International Normalized Ratio). Más problemas plantean los antiagregantes plaquetarios, porque las pruebas de funcionalismo plaquetario no son tan accesibles como las anteriores, aunque en los últimos años estamos asistiendo al desarrollo de equipos, como *PFA*®, *Multiplate*® y *Verify*®, que podrían resultar de utilidad.

3 ¿Qué marcadores hay que utilizar en la valoración funcional del traumatismo craneoencefálico?

Aunque se dispone de robustos modelos pronósticos (estudios IMPACT y CRASH),[32] estimar la evolución de un paciente con traumatismo craneoencefálico no resulta fácil, sobre todo en lo que se refiere a los trastornos funcionales. En este marco de imprecisión, los biomarcadores emergentes pueden desempeñar un importante papel para su caracterización. En las fases aguda y subaguda, los biomarcadores permiten el diagnóstico de daño cerebral, valorar su evolución y establecer una estimación pronóstica más fiable, y en fases más crónicas nos pueden indicar la existencia de un daño neuronal progresivo con pérdida de células neuronales y gliales.

Los marcadores bioquímicos de la respuesta inflamatoria para la valoración del traumatismo craneoencefálico, como son la determinación en el líquido cefalorraquídeo del AMP cíclico, de las interleucinas 1 y 6, de la isoforma cerebral de la creatina fosfocinasa (CPK-BB) y de otras citocinas y factores de crecimiento, aun siendo fieles indicadores de daño cerebral no se usan sistemáticamente en clínica, porque debido a su inespecificidad no permiten la toma de decisiones terapéuticas.[33]

La proteína S100β, proteína fijadora de calcio, sintetizada principalmente por las células astrogliales y las células de Schwann, ha demostrado unas altas sensibilidad y especificidad para el diagnóstico de daño en el sistema nervioso central en procesos agudos de accidente vascular cerebral, arresto cardíaco, hemorragia subaracnoidea y traumatismo craneoencefálico, tanto leve como grave. También ha resultado útil como marcador de mal pronóstico o de muerte en los pacientes que ingresan con un traumatismo craneoencefálico grave, de modo que las medianas de la concentración de S100β son estadísticamente mayores en el momento de la admisión y a las 24 horas en los pacientes que mueren o no mejoran en las primeras 72 horas. Este estudio, acompañado de la medida de los D-dímeros a las 24 horas, cuyas medianas también son significativamente mayores en los pacientes con mala evolución, en un análisis de regresión logística multivariado combinando la concentración de S100β en el momento de admisión y la concentración tanto de S100β como de D-dímeros a las 24 horas del ingreso, tiene un potente valor predictivo de un mal estado clínico a las 72 horas, y haciendo un análisis de curvas ROC *(receiver operating characteristic)* se obtiene un valor predictivo positivo del 86 % y un valor predictivo negativo del 77 %, como diagnóstico de muerte o persistencia del coma a las 72 horas.[34] Del mismo modo, hay estudios que demuestran que la determinación de S100β, junto con las variables clínicas del paciente, puede predecir la evolución a muerte encefálica. Además, una concentración sérica elevada se correlacionaría con el grado de extensión del daño cerebral según los resultados de las pruebas de neuroimagen, así como con un pronóstico de muerte. También algunos estudios sobre las concentraciones de proteína S100β en orina demuestran su utilidad como marcador pronóstico de mortalidad tras un traumatismo craneoencefálico grave.[35] Los estudios realizados en pacientes con traumatismos craneoencefálicos leves demuestran que aquellos que presentan lesiones intracraneales en la tomografía computarizada tienen unas concentraciones séricas de S100β mayores que los que no las presentan.[36]

Otros marcadores bioquímicos serológicos que también han mostrado utilidad son la enolasa específica neuronal (NSE), que es una enzima glucolítica localizada predominantemente en el citoplasma neuronal con una sensibilidad y una especificidad para valorar el daño cerebral parecidas a las de la proteína S100β, con la ventaja de no tener limitaciones en los estudios pediátricos, mientras que la S100β no puede utilizarse en niños menores de 2 años. El inconveniente de la NSE es que está sensiblemente aumentada cuando la muestra se encuentra hemolizada, lo que provoca falsos positivos. Otros marcadores, como la MBP (proteína básica de mielina) y la GFAP (proteína ácida específica de filamentos del astrocito), no han mostrado ser mejores marcadores que los ya citados.

Por otro lado, el DNA circulante en el suero, no unido a células, ha emergido como una nueva herramienta diagnóstica, sobre todo en el cáncer[37] y otros procesos patológicos. Se han descrito aumentos significativos en la cantidad de DNA circulante en el suero de los pacientes que sufren un traumatismo craneoencefálico, y resulta un buen marcador para estratificar a los pacientes que han sufrido un daño menor, medio o grave, pues los incrementos de la concentración del DNA circulante se correlacionan con la gravedad del daño y el desarrollo de complicaciones postraumáticas.[38] La concentración de DNA circulante en los pacientes graves está significativamente elevada respecto a los controles sanos, y es importante la existencia o no de un descenso de dicha concentración en 24 horas tras el ingreso del paciente. Se ha realizado un análisis de curvas ROC para valorar la supervivencia de los pacientes, que ha establecido un punto de corte de «1,95 ratio» (área bajo la curva: 0,706; intervalo de confianza: 0,531-0,881; p = 0,05), con una sensibilidad y una especificidad para ese punto de corte del 70 % y el 66 %, respectivamente, como diagnóstico de no supervivencia.[39]

4   ¿Cómo deberíamos organizar, desde la perspectiva del laboratorio clínico, el tratamiento de soporte en los traumatismos graves?

El tratamiento de soporte en los traumatismos graves implica dos niveles de asistencia, con unos problemas completamente diferentes, y ambos deben abordarse con estrategias de monitorización y soporte adecuadas por parte del laboratorio clínico y del área de hemoterapia.

Una fase inicial es la emergencia hasta la estabilización del paciente. La inmediatez en la toma de decisiones requiere, por tanto, disponer de equipos POC con las pruebas adecuadas para el tratamiento en estas situaciones, que sean sensibles a todos los mecanismos fisiopatológicos relacionados con la coagulopatía del traumatismo grave. Estos equipos deberían permitir la medida del equilibrio ácido-base, de gases en sangre, del lactato y del calcio iónico, realizar un hemograma (hemoglobina y plaquetas) y pruebas de coagulación (preferiblemente TEM). En una segunda fase, cuando el paciente está estabilizado y ubicado en la unidad de cuidados intensivos, el soporte del laboratorio debe garantizar unos tiempos de respuesta suficientes. Especial atención requieren los fenómenos de hipercoagulabilidad y de coagulación intravascular diseminada que caracterizan a la coagulopatía tardía del traumatismo grave.

Una cuestión importante en relación a los equipos POC es quién debe realizar e interpretar las determinaciones. Para asegurar la fiabilidad de este modelo debería ser el propio personal del laboratorio el que se desplazara hasta el área de urgencias para hacerse cargo de la realización y la interpretación de estas pruebas, al menos durante la fase inicial de emergencia. En este sentido hay algunas experiencias de éxito en otros campos relacionados con la hemorragia masiva, como la realizada en nuestro hospital con una unidad de laboratorio móvil (véase la figura 5) para la monitorización de la hemostasia en los trasplantes hepático y cardíaco, y en la cirugía reglada de alto riesgo hemorrágico.[40] El laboratorio móvil es un nuevo paradigma que ha sido desarrollado en nuestra unidad para el soporte con

una respuesta analítica de carácter inmediato. Es una herramienta flexible que, atendida por personal de laboratorio, incorpora todo el equipamiento necesario para la monitorización al momento de la hemostasia y del soporte transfusional allí donde se necesite.

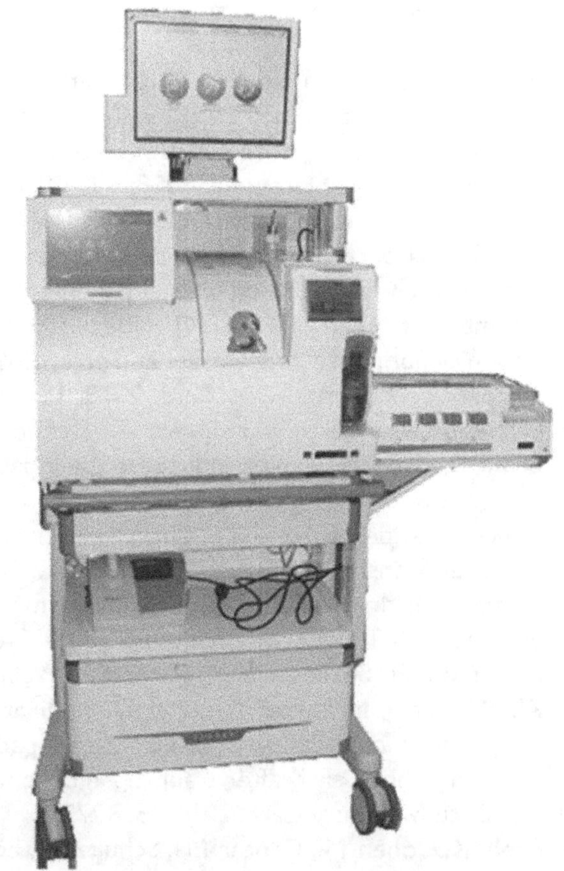

Figura 5. La unidad de laboratorio móvil Mov1LAB®* permite dotar de un servicio completo de pruebas de laboratorio a cualquier unidad o servicio que lo requiera. La que aparece en la imagen está preparada para trabajar en la unidad de reanimación o en el área quirúrgica. Tiene una configuración flexible de pruebas de laboratorio que permite la monitorización dinámica de la hemostasia. Incorpora un TEM, un equipo de bioquímica básica (glucosa, urea, sodio, potasio, lactato, calcio iónico, gases en sangre y equilibrio ácido-base), hemograma de tres poblaciones, medidor del INR y agregómetro para monitorizar tratamientos antiagregantes plaquetarios (ácido acetilsalicílico o ticlopidina). El equipo está conectado al sistema de información del laboratorio y permite la integración de los resultados en la historia digital del paciente.

*Mov1LAB® es marca registrada de Roche Diagnostics S. L.

Bibliografía

1. Kauvar DS, Wade CE. The epidemiology and modern management of traumatic hemorrhage: US and international perspectives. Crit Care. 2005; 9(Suppl 5): S1-9.
2. Tien HC, Spencer F, Tremblay LN, Rizoli SB, Brenneman FD. Preventable deaths from hemorrhage at a level I Canadian trauma center. J Trauma. 2007; 62: 142-6.
3. Niles SE, McLaughlin DF, Perkins JG, Wade CE, Li Y, Spinella PC, et al. Increased mortality associated with the early coagulopathy of trauma in combat casualties. J Trauma. 2008; 64: 1459-65.
4. Schochl H, Nienaber U, Hofer G, Voelckel W, Jambor C, Scharbert G, et al. Goal-directed coagulation management of major trauma patients using thromboelastometry (ROTEM)-guided administration of fibrinogen concentrate and protrombin complex concentrate. Crit Care. 2010; 14: R55.
5. Curry N, Stanworth S, Hopewell S, Dorée C, Brohi K, Hyde C. Trauma-induced coagulopathy – a review of the systematic reviews: is there sufficient evidence to guide clinical transfusion practice? Transfus Med Rev. 2011; 25: 217-231.
6. Hoffman M, Monroe DM 3rd. A cell-based model of hemostasis. Thromb Haemost. 2001; 85: 958-65.
7. Johansson PI, Sørensen AM, Perner A, Welling KL, Wanscher M, Larsen CF, et al. Disseminated intravascular coagulation or acute coagulopathy of trauma shock early after trauma? An observational study. Critical Care. 2011; 15: R272.
8. Brohi K, Cohen MJ, Ganter MT, Schultz MJ, Levi M, Mackersie RC, et al. Acute coagulopathy of trauma: hypoperfusion induces systemic anticoagulation and hyperfibrinolysis. J Trauma. 2008: 64: 1211-7.
9. Smith J, Bricker S, Putnam B. Tissue oxygen saturation predicts the need for early blood transfusion in trauma patients. Am Surg. 2008; 10: 1006-11.
10. Hartert H. Blutgerinnungsstudien mit der Thrombelastographie, einem neuen Untersuchungsverfahren. Klin Wochenscgr. 1948; 26: 577-83.
11. Practice guidelines for perioperative blood transfusion and adjuvant therapies. An updated report by the American Society of Anesthesiologists Task Force on perioperative blood transfusion and adjuvant therapies. Anesthesiology. 2006; 105: 198-208.
12. Kheirabadi BS, Crissey JM, Deguzman R, Holcomb JB. In vivo bleeding time and in vitro thrombelastography measurements are better indicators of dilutional hypothermic coagulopathy than prothrombin time. J Trauma. 2007; 62: 1352-9.
13. Martini WZ, Cortez DS, Dubick MA, Park MS, Holcomb JB. Thrombelastography is better than PT, aPTT, and activated clotting time in detecting clinically relevant clotting abnormalities after hypothermia, hemorrhagic shock and resuscitation in pigs. J Trauma. 2008; 65: 535-43.
14. Rahe-Meyer N, Solomon C, Winterhalter M, Piepenbrock S, Tanaka K, Haverich A, et al. Thromboelastometry-guided administration of fibrinogen concentrate for the treatment of excessive intraoperative bleeding in thoracoabdominal aortic aneurysm surgery. J Thorac Cardiovasc Surg. 2009; 138: 694-702.
15. Fenger-Eriksen C, Jensen TM, Kristensen BS, Jensen KM, Tonnesen E, Ingerslev J, et al. Fibrinogen substitution improves whole blood clot firmness after dilution with hydroxyethyl starch in bleeding patients undergoing radical cystectomy: a randomized, placebo controlled clinical trial. J Thromb Haemost. 2009; 7: 795-802.
16. Fries D, Innerhofer P, Schobersberger W. Time for changing coagulation management in trauma-related massive bleeding. Curr Opin Anaesthesiol. 2009; 22: 267-74.
17. Gerlach R, Krause M, Seifert V, Goerlinger K. Hemostatic and hemorrhagic problems in neurosurgical patients. Acta Neurochir (Wien). 2009; 151: 873-900.
18. Kashuk JL, Moore EE, Le T, Lawrence J, Pezold M, Johnson JL, et al. Noncitrated whole blood is optimal for evaluation of postinjury coagulopathy with point-of-care rapid thrombelastography. J Surg Res. 2009; 156: 133-8.
19. Theusinger OM, Spahn DR, Ganter MT. Transfusion in trauma: why and how should we change our current practice? Curr Opin Anaesthesiol. 2009; 22: 305-12.
20. Dirks J, Jorgensen H, Jensen CH, Ostrowsky SR, Johansson PI. Blood product ratio in acute traumatic coagulopathy – effect on mortality in a Scandinavian level I trauma centre. Scand J Trauma Resusc Emerg Med. 2010; 18: 65.

21. Johansson PI. Goal-directed hemostatic resuscitation for massively bleeding patients: the Copenhagen concept. Transfus Apher Sci. 2010; 43: 401-5.

22. Kashuk JL, Moore EE, Johnson JL, Haenel J, Wilson M, Moore JB, et al. Postinjury life threatening coagulopathy: is 1:1 fresh frozen plasma: packed red blood cells the answer? J Trauma. 2008; 65: 261-70.

23. Schochl H, Nienaber U, Hofer G, Voelckel W, Jambor C, Scharbert G, et al. Functional definition and characterization of acute traumatic coagulopathy. Crit Care Med. 2011; 39: 2652-8.

24. Davenport R, Manson J, De'ath H, Platton S, Coates A, Allard S, et al. Functional definition and characterization of acute traumatic coagulopathy. Crit Care Med. 2011; 39: 2652-8.

25. Fernández-Hinojosa E, Murillo-Cabezas F, Puppo-Moreno A, Leal-Noval SR. Alternativas terapéuticas de la hemorragia masiva. Med Intensiva. 2012; 36: 496-503.

26. Rossaint R, Bouillon B, Cerny V, Coats TJ, Duranteau J, Fernández-Mondejar E, et al. Management of bleeding following major trauma: an updated European guideline. Critical Care. 2010; 14: R52.

27. Solomon C, Pichlmaier U, Schoechl H, Hagl C, Raymondos K, Scheinichen D, et al. Recovery of fibrinogen after administration of fibrinogen concentrate to patients with severe bleeding after cardiopulmonary bypass surgery. Br J Anaesth. 2010; 104: 555-62.

28. Rugeri L, Levrat A, David JS, Delecroix E, Floccard B, Gros A, et al. Diagnosis of early coagulation abnormalities in trauma patients by rotation thrombelastography. J Thromb Haemost. 2007; 5: 289-95.

29. Tauber H, Innerhofer P, Breitkopf R, Westermann I, Beer R, El Attal R, et al. Prevalence and impact of abnormal ROTEM® assays in severe blunt trauma: results of the 'Diagnosis and Treatment of Trauma-Induced Coagulopathy (DIA-TRE-TIC) study'. Br J Anaesth. 2011; 107: 378-87.

30. Schochl H, Nienaber U, Maegele M, Hochleitner G, Primavesi F, Steitz B, et al. Transfusion in trauma: thromboelastometry-guided coagulation factor concentrate-based therapy versus standard fresh frozen plasma-based therapy. Crit Care. 2011; 15: R83.

31. Shakur H, Roberts I, Bautista R, Caballero J, Coats T, Dewan Y, et al. Effects of tranexamic acid on death, vascular occlusive events, and blood transfusion in trauma patients with significant haemorrhage (CRASH-2): a randomised, placebo-controlled trial. Lancet. 2010; 376: 23-32.

32. Menon DK, Zahed C. Prediction of outcome in severe traumatic brain injury. Curr Opin Crit Care. 2009; 15: 437-41.

33. Kochanek PM, Berger RP, Bayir H, Wagner AK, Jenkins LW, Clark RSB. Biomarkers of primary and evolving damage in traumatic and ischemic brain injury: diagnosis, prognosis, probing mechanisms, and therapeutic decision making. Curr Opin Crit Care. 2008; 14: 135-41.

34. DeFazio MV, Rammo MA, Robles JR, Bramlett HM, Dietrich WD, Bullock MR. The potential utility of blood-derived biochemical markers as indicators of early clinical trends following severe traumatic brain injury. World Neurosurgery. 2013. doi: 10.1016/j.wneu.2013.01.015.

35. Rodríguez-Rodríguez A, Egea-Guerrero JJ, León-Justel A, Gordillo-Escobar E, Revuelto-Rey J, Vilches-Arenas A, et al. Role of S100B protein in urine and serum as an early predictor of mortality after severe traumatic brain injury in adults. Clin Chim Acta. 2012; 414: 228-33.

36. Egea-Guerrero JJ, Revuelto-Rey J, Murillo-Cabezas F, Muñoz-Sánchez MA, Vilches-Arenas A, Sánchez-Linares P, et al. Accuracy of S100β protein as a marker of brain damage in traumatic brain injury. Brain Inj. 2012; 26: 76-82.

37. Diehl F, Schmidt K, Choti MA, Romans K, Goodman S, Li M, et al. Circulating mutant DNA to assess tumor dynamics. Nat Med. 2008; 14: 985-90.

38. Lam NYL, Rainer TH, Chan LYS, Joynt GM, Lo YMD. Time course of early and late changes in plasma DNA in trauma patients. Clin Chem. 2003; 49: 1286-91.

39. Macher H, Egea-Guerrero JJ, Revuelto-Rey J, Gordillo-Escobar E, Enamorado-Enamorado J, Boza A, et al. Role of early cell-free DNA levels decrease as a predictive marker of fatal outcome after severe traumatic brain injury. Clin Chim Acta. 2012; 414: 12-7.

40. León-Justel A, Noval-Padillo JA, Polonio F, Gómez-Cia T, Hinojosa R, Porras M, et al. Mobile Laboratory Unit: a disruptor solution for hemostasis management during major surgery. Usage in the context of face transplantation. Clin Chem Lab Med. 2012; 50: 1621-4.

Capítulo 5

Puntos clave del diagnóstico y del tratamiento de la coagulopatía aguda del paciente con traumatismos

M. Koo Gómez, A. Bonet Burguera

Unidad de Ortopedia y Traumatología
Departamento de Anestesiología, Reanimación
**   y Clínica del Dolor**
Hospital Universitari de Bellvitge
Universitat de Barcelona
L'Hospitalet de Llobregat (Barcelona)

Correspondencia:
Dra. Maylin Koo Gómez
mkoo@bellvitgehospital.cat

Sinopsis

La hipoperfusión tisular genera una alteración aguda de la coagulación, mediada por el complejo trombomodulina-trombina, que provoca la actividad de la proteína C con una doble acción: inhibición de los factores Va y VIIIa, y estimulación de la fibrinólisis. La activación del protocolo de transfusión masiva, la administración de ácido tranexámico y la corrección del fibrinógeno son las claves del tratamiento de la coagulopatía aguda de los pacientes con traumatismos.

Introducción

El traumatismo produce una alteración hemostática precoz debida a la pérdida sanguínea y acentuada por la administración de fluidos para compensar la volemia. La coagulopatía aguda está presente inicialmente en el 24 % de los pacientes en el momento de la admisión hospitalaria,[1] su incidencia es mayor cuanto más altos son los valores de la *Injury Severity Score* (ISS), y se relaciona directamente con la mortalidad; por ello, su diagnóstico y su tratamiento son fundamentales en el paciente que ha sufrido un traumatismo.

I Mecanismos de la coagulopatía aguda

El déficit de factores se ha considerado clásicamente como la causa principal de la coagulopatía aguda, aunque se considera que es la hipoperfusión tisular (definida por un déficit de base menor de −6) la que la desencadena, mediada por la formación del complejo trombomodulina-trombina que provoca un incremento en la actividad de la proteína C, con una doble acción: anticoagulante (por inhibición de los factores Va y VIIIa) y de estimulación de la fibrinólisis (por consumo del inhibidor del activador del plasminógeno y la activación del plasminógeno tisular) (véase la figura 1).[2] A su vez, la actividad de la trombina y del factor VII de la coagulación está preservada, lo que sugiere un papel menor de la actividad de los factores de la coagulación en la génesis de la coagulopatía aguda.[2]

La determinación sistemática de los tiempos de protrombina y de tromboplastina los muestran alargados en muchos pacientes, principalmente como consecuencia del descenso del factor V, en especial en aquellos con una puntuación ISS alta y grandes déficits de base, y por tanto estos pacientes presentan una mayor mortalidad. Así, el déficit del factor V de la coagulación es una manifestación precoz de la coagulopatía aguda.[3] En la fase de iniciación de la hemostasia, la trombina se une al factor V, y a su vez, en la superficie plaquetar, el factor V se une al factor Xa para formar el complejo protrombina. Por otra parte, el complejo trombina-trombomodulina regula la actividad del factor V mediante una acción proteolítica sobre esta proteasa, lo que explica el marcado descenso del factor V.[3,4]

La detección de fibrinólisis mediante técnicas viscoelásticas de tromboelastografía y tromboelastometría rotacional es claramente

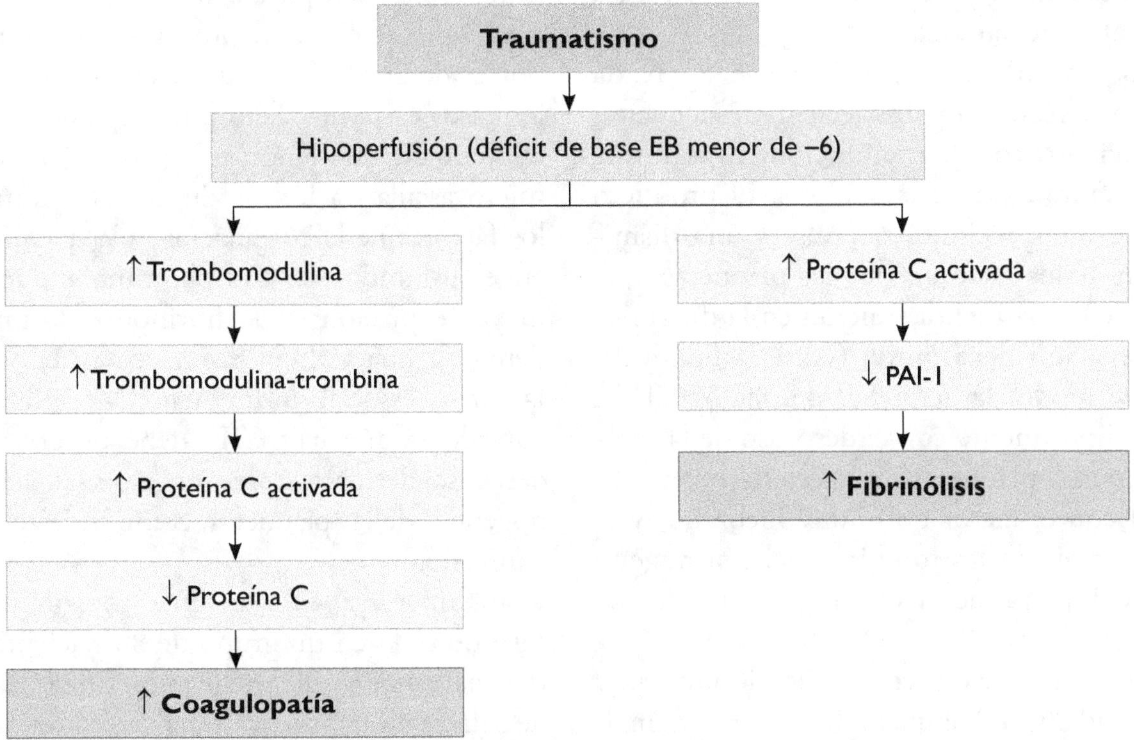

Figura 1. Modelo fisiopatológico de la coagulopatía aguda del paciente con traumatismos. PAI: inhibidor del activador del plasminógeno.

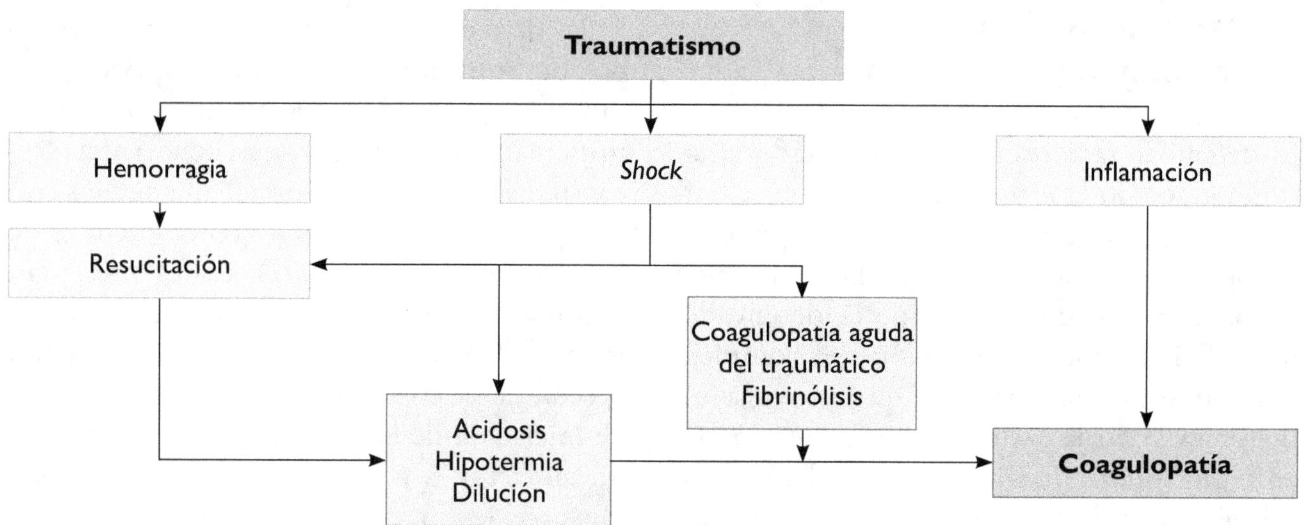

Figura 2. Factores generadores de la coagulopatía inducida por el traumatismo.

menor que cuando se realizan determinaciones del complejo plasmina-antiplasmina, que está presentes en el 59 % de los pacientes.[5] La hiperfibrinólisis tiene lugar incluso en ausencia de hipoperfusión tisular, aunque su incidencia y su gravedad aumentan en aquellos pacientes con mayores valores ISS, y se asocia a una alta mortalidad.

Esta coagulopatía puede verse agravada cuando se realiza una inadecuada resucitación del paciente con hemodilución, hipotermia y mantenimiento de la acidosis. El producto final de estas acciones nocivas es una disminución de los factores y de las plaquetas, que se añade a una menor función en la dinámica de formación del trombo (véase la figura 2). De este modo, la actividad del factor VII se reduce linealmente con el descenso de la temperatura, las plaquetas interaccionan con dificultad con el factor de Von Willebrand, y la propagación de la trombina, del fibrinógeno y del complejo factorXa/Va se reduce con el descenso del pH.[6]

La presencia de una coagulación intravascular diseminada (CID) al inicio del proceso traumático es un aspecto controvertido. La activación del factor tisular como desencadenante en esta situación confiere dos fenotipos claramente diferenciados. En una fase temprana, entre las primeras 24 y 48 horas del traumatismo y en pacientes más graves en relación a la hipoxia e hipotensión, predominaría el tipo fibrinolítico (hemorrágico), y en los días posteriores predominaría el fenotipo antifibrinolítico (trombótico), que afectaría al pronóstico del paciente por el desarrollo de disfunción orgánica y, en los casos extremos, fallo multiorgánico.[7,8] Cabe contemplar que fenómenos trombóticos de la microvascularización produzcan el consumo de los factores de la coagulación y la disminución en el inhibidor α2-antiplasmina induce una mayor expresión de la fibrinolisis secundaria, debido a una CID.[7,8] Según los criterios de la Japanese Association for Acute Medicine,[8] para considerar que hay CID debe observarse un descenso de los factores, en especial del fibrinógeno y de las plaquetas, como indicación del consumo.

Johansson *et al.*[9] no encontraron ningún caso de CID en un grupo de 80 pacientes con traumatismos a quienes hicieron una extracción de sangre en la primera hora tras la lesión. Por el contrario, Hayakawa *et al.*[10] hallaron CID en 30 pacientes de 57 estudiados, y no se asociaba hipoperfusión a la coagulopatía de consumo y al aumento de la fibrinólisis.

Por otro lado, la tromboelastografía demuestra una situación de hipercoagulabilidad en un porcentaje considerable de los pacientes con traumatismos.[11] Entre éstos pueden encontrarse diferentes perfiles: pacientes con ISS inferior a 20 y predominio de un estado de hipercoagulabilidad, pacientes con ISS entre 20 y 35 en los que predominaría el estado de hipocoagubilidad, y pacientes con ISS superior a 35 y predominio de la hiperfibrinólisis.[7] Esta situación aguda no debe confundirse con la que se observa una vez superada la fase inicial. El traumatismo produce una respuesta inflamatoria en el organismo que posteriormente lleva a una situación de hipercoagulabilidad, similar a la del paciente con sepsis, mediada por una depleción de proteína C.[12]

2 Información diagnóstica proporcionada por la tromboelastometría

En los pacientes en situaciones hemorrágicas graves, la valoración de la coagulopatía aguda con pruebas estándar de la coagulación ofrece grandes limitaciones en cuanto al valor predictivo de los análisis y al tiempo necesario para disponer de los resultados.[13] Las técnicas viscoelásticas de tromboelastometría permiten establecer la presencia de coagulopatía en 5 a 10 minutos, mediante el valor de la amplitud del coágulo (EXTEM), con una sensibilidad y una especificidad de 0,96/0,58 y 1,00/0,70, respectivamente.[14] El ángulo α, la máxima amplitud (MA) y la reducción de la MA a los 30 minutos (LY-30), son también unos buenos indicadores.[15]

En la predicción de la necesidad de una transfusión masiva, una amplitud del coágulo a los 5 minutos (EXTEM 5) < 35 mm,[16] una amplitud del coágulo (FIBTEM) < 7 mm y la máxima firmeza del coágulo (EXTEM MCF) < 45 mm, se correlacionan con una mayor necesidad de transfusión de hemoderivados.[17]

La lisis del coágulo en los primeros 30 minutos indica una fibrinólisis fulminante con una alta mortalidad asociada; la presencia de lisis entre los 30 y 60 minutos indicaría una fibrinólisis moderada, también con una alta mortalidad asociada en los traumatismos penetrantes.[17] Por tanto, la detección de fibrinólisis es premonitora de alteración grave, e indica limitaciones en la sensibilidad del tromboelastógrafo para detectar fibrinólisis menores, como ya se ha comentado.

3 Corrección de la coagulopatía aguda del paciente con traumatismo

El primer aspecto es el control rápido del sangrado y disminuir el tiempo entre la lesión y la cirugía hemostática. Debe considerarse el uso de torniquetes en las hemorragias graves exsanguinantes de miembros, y evaluar la repercusión de la extensión de la hemorragia en los parámetros fisiológicos y la respuesta del paciente a las medidas de resucitación (véase la tabla 1).

En el capítulo 3 se expone el tratamiento agudo de los pacientes con traumatismos basado en el control de daños. En caso de traumatismo craneal, los objetivos terapéuticos deben ajustarse.

3.1 Protocolos de transfusión masiva

La magnitud del sangrado y del *shock* determinan la celeridad y la cantidad de la transfusión. Los objetivos deben estar claros: mantener la hemoglobina entre 7 y 9 g/l, y normalizar la acidosis, el lactato y la saturación venosa mixta

Recepción en el servicio de urgencias: – < 2 h del traumatismo – ISS > 15	1. Concentrados de hematíes, 2 unidades 2. Fibrinógeno, 2-3 g/crioprecipitado 3. Ácido tranexámico 1 g en bolo i.v. + 1 g/8 h en infusión i.v. 4. Calcio 5. Bicarbonato si pH < 7,2
Criterios de transfusión masiva: – Traumatismo penetrante – ISS > 25 o > 15 + acidosis > –10 mEq – FAST positiva	1. Concentrados de hematíes, 4 unidades 2. Plasma fresco congelado, 4 unidades 3. Plaquetas, 1 aféresis (6 unidades) 4. Fibrinógeno, 3-5 g/crioprecipitado 5. Ácido tranexámico 1 g en bolo i.v. + 1 g/8 h en infusión i.v. 6. Calcio 7. Bicarbonato si pH < 7,2
Criterios de uso de tratamientos alternativos: – Si no se dispone de hemoderivados o si el paciente está en tratamiento con anticoagulantes orales	Complejo protrombínico Factor VII activado

ISS: *Injury Severity Score;* FAST: *focused assessment with sonography in trauma.*

Tabla 1. Protocolo de actuación del Hospital Universitari de Bellvitge.

central de oxígeno. La pauta de administración masiva debe incluir, además de concentrados de hematíes, cloruro cálcico, plasma fresco congelado a dosis de 10-15 ml/kg, plaquetas para mantener su número por encima de 50×10^9/l (o de 100×10^9/l en caso de traumatismo craneal), y fibrinógeno (3-5 g) o crioprecipitados (50 ml/kg) para obtener un valor del FIBTEM superior a 7 mm o un valor del fibrinógeno plasmático superior 1,5 g/dl.[18]

Los requerimientos transfusionales se relacionan directamente con la presión arterial obtenida durante la resucitación. Algunos resultados preliminares han mostrado que los pacientes mantenidos con una hipotensión permisiva y que fueron sometidos a una intervención quirúrgica consumieron una menor cantidad de hemoderivados y de fluidos, y mantuvieron unos valores de hemostasia-coagulación favorables, en comparación con los que tenían valores de presión arterial más altos.[19] Este estudio cuestiona el valor de la presión arterial como objetivo terapéutico de la resucitación.

La relación entre los distintos hemoderivados ocupa una buena parte de la literatura sobre resucitación del paciente con un traumatismo, y las opiniones son dispares. En la transfusión masiva, una relación entre plasma fresco congelado y hematíes 1:1 o similar podría ser beneficiosa.[20] Por el contrario, en la transfusión moderada, una mayor cantidad de plasma no aporta ventajas, pues la eficacia del plasma en la corrección de la coagulopatía es variable en los pacientes con una alteración moderada de la coagulación.[21]

3.2 Tratamiento con fármacos antifibrinolíticos

Como ya se ha comentado, la fibrinólisis es algo que debe considerarse en todos los pacientes con traumatismos, y en especial en aquellos que presentan una mayor gravedad. Desde la publicación de los resultados del estudio CRASH 2,[22] la administración de ácido tranexámico en dosis de 1 g en bolo intravenoso, seguida de una infusión continua de 1 g en 8 horas, se ha incorporado en el tratamiento inicial de estos pacientes. La mejora en la mortalidad en el grupo tratado con antifibrinolíticos, en comparación con el que recibió placebo, se consiguió principalmente con su administración precoz, en las 3 horas posteriores al traumatismo. Sin embargo, su administración es variable entre los pacientes con traumatismos de menor gravedad. El análisis por subgrupos según el riesgo de mortalidad mostró que el ácido tranexámico fue eficaz en todos ellos, aunque las diferencias no fueron significativas en los pacientes de menor riesgo. Un dato importante de este estudio fue la reducción significativa de los procesos trombóticos graves arteriales y la reducción no significativa de los procesos trombóticos venosos en los pacientes a quienes se administró ácido tranexámico.[23]

3.3　Administración precoz de fibrinógeno

El fibrinógeno es una proteína precursora de la fibrina que estabiliza el coágulo formado. La concentración de fibrinógeno en plasma varía según el método de medición (el método Clauss la sobrestima). De manera dinámica, el valor del fibrinógeno queda reflejado en la relación directa entre su disminución plasmá-

tica y la reducción de la máxima firmeza del coágulo en el tromboelastograma. Así, las altas concentraciones de fibrinógeno compensan el déficit en el número de plaquetas y mantienen la utilidad de la generación de trombina para la formación de fibrina. A pesar de que es la proteína de la coagulación con más presencia en el organismo, en el paciente con traumatismo es habitual la caída de sus valores fuera del intervalo de 2 a 4 g/l, principalmente debido a la dilución causada por una excesiva reposición de fluidos (en especial expansores), a la acidosis por un incremento en el consumo y a la hipotermia (que también reduce su síntesis). Las recomendaciones señalan la cifra de 1 g/l para indicar su administración,[24] aunque se acepta que en situaciones de riesgo de sangrado se corrijan valores de fibrinógeno inferiores a 1,5 g/l.[18] La dosis de reposición se ha establecido en 2 g de fibrinógeno, necesarios para un incremento medio de 0,6 g/l (con un intervalo de 0,4 a 1,1 g/l) en su concentración plasmática. Unos valores bajos de fibrinógeno se asocian a puntuaciones ISS superiores a 25 y a hipoperfusión, y estos pacientes tienen una mayor mortalidad.[25] La correlación entre la amplitud del coágulo a los 5 minutos y los valores plasmáticos del fibrinógeno es moderada, con una relación entre sensibilidad y especificidad aceptable de 0,8,[25] aunque se plantean dudas respecto al valor crítico de la máxima amplitud o del FIBTEM (reactivo en el sistema ROTEM® que discrimina entre las plaquetas y el fibrinógeno), que se modifica en función del hematócrito, con una mayor dispersión y una relación entre el fibrinógeno plasmático y valores del FIBTEM inversa a los valores del hematócrito.[26]

Bibliografía

1. Brohi K, Singh J, Heron M, Coats. Acute traumatic coagulopathy. J Trauma. 2003; 54: 1127-30.

2. Brohi K, Cohen JM, Ganter MT, Schultz MJ, Levi M, Mackersie RC. Acute coagulopathy of trauma: hypoperfusion induces systemic anticoagulation and hyperfibrinolysis. J Trauma. 2008; 64: 1211-7.

3. Rizoli SB, Scarpelini S, Callum J, Nascimento B, Mann KG, Pinto R, et al. Clotting factor deficiency in early trauma-associated coagulopathy. J Trauma. 2011; 71(Suppl 1): S427-34.

4. Páramo JA, Panizo E, Pegenaute C, Lecumberri R. Coagulación 2009: una visión moderna de la hemostasia. Rev Med Univ Navarra. 2009; 53: 19-23.

5. Raza I, Davenport R, Rourke C, Platton S, Manson J, Spoors C, et al. The incidence and magnitude of fibrinolytic activation in trauma patients. J Thromb Haemost. 2013; 11: 307-14.

6. Midwinter MJ, Wo T. Resuscitation and coagulation in the severely injured trauma patient. Phil Tran R Soc. 2011; 366: 192-203.

7. Johansson PI. Coagulation monitoring of the bleeding traumatized patient. Curr Opin Anesthesiol. 2012; 25: 1-7.

8. Gando S, Sawamura A, Hayakawa M. Trauma, shock, and disseminated intravascular coagulation. Lessons from the classical literature. Ann Surg. 2011; 254: 10-9.

9. Johansson PI, Sørensen AM, Perner A, Welling KL, Wanscher M, Larsen CF, et al. Disseminated intravascular coagulation or acute coagulopathy of trauma shock early after trauma? An observational study. Crit Care. 2011; 15: R272.

10. Hayakawa M, Sawamura A, Gando S, Kubota N, Uegaki S, Shimojima H. Disseminated intravascular coagulation at an early phase of trauma is associated with consumption coagulopathy and excessive fibrinolysis both by plasmin and neutrophil elastase. Surgery. 2011; 149: 221-30.

11. Park MS, Martini WZ, Dubick MA, Salinas J, Butenas S, Kheirabadi BS, et al. Thromboelastography as a better indicator of postinjury hypercoagulable state than prothrombin time or activated partial thromboplastin time. J Trauma. 2009; 67: 266-76.

12. Hess JR, Brohi K, Dutton RP, Hauser, Holcomb JB, Kluger YK. The coagulopathy of trauma: a review of mechanisms. J Trauma. 2008; 65: 748-54.

13. Dzik1 WH, Blajchman MA, Fergusson D, Hameed M, Henry B, Kirkpatrick AW. Clinical review: Canadian National Advisory Committee on Blood and Blood Products – Massive Transfusion Consensus Conference 2011: report of the panel. Critical Care. 2011; 15: 242.

14. Woolley T, Midwinter M, Spencer P, Watts S, Doran C, Kirkman E. Utility of interim ROTEM1® values of clot strength, A5 and A10, in predicting final assessment of coagulation status in severely injured battle patients. Injury. 2012 Apr 7. [Epub ahead of print].

15. Holcomb JB, Minei KM, Scerbo ML, Radwan ZA, Wade CE. Admission rapid thrombelastography can replace conventional coagulation tests in the emergency department. Experience with 1974 consecutive trauma patients. Ann Surg. 2012; 256: 476-86.

16. Davenport R, Manso J, De'Ath H, Platton S, Coates A, Allard S. Functional definition and characterization of acute traumatic coagulopathy. Crit Care Med. 2011; 39: 2652-7.

17. Tauber H, Innerhofer P, Breitkopf R, Westermann I, Beer R, El Attal R, et al. Prevalence and impact of abnormal ROTEM® assays in severe blunt trauma: results of the 'Diagnosis and Treatment of Trauma-Induced Coagulopathy (DIA-TRE-TIC) study. British J Anaesth. 2011; 107: 378-87.

18. Rossaint R, Bouillon B, Cerny V, Coats TJ, Duranteau J, Fernández-Mondéjar E. Management of bleeding following major trauma: an updated European guideline. Critical Care. 2010; 14: R52.

19. Morrison CA, Carrick MM, Norman MA, Scott BG, Welsh FJ, Tsai P, et al. Hypotensive resuscitation strategy reduces transfusion requirements and severe postoperative coagulopathy in trauma patients with hemorrhagic shock: preliminary results of a randomized controlled trial. J Trauma. 2011; 70: 652-63.

20. Brown JB, Cohen MJ, Minei JP, Maier RV, West MA, Billiar TR. Debunking the survival bias myth: characterization of mortality during the initial 24 hours or patients requiring massive transfusión. J Trauma Acute Care Surg. 2012; 73: 358-64.

21. Davenport R, Curry N, Manson J, De'Ath H, Coates A, Rourke CL, et al. Hemostatic effects of fresh frozen plasma may be maximal at red cell ratios of 1: 2. J Trauma. 2011; 70: 90-6.

22. CRASH-2 trial collaborators. Effects of tranexamic acid on death, vascular occlusive events, and blood transfusion in trauma patients with significant haemorrhage (CRASH-2): a randomised, placebo-controlled trial. Lancet. 2010; 376: 23-32.

23. Roberts I, Pere P, Prieto-Merino D, Shakur H, Coats T, Hunt BJ. Effect of tranexamic acid on mortality in patients with traumatic bleeding: prespecified analysis of data from randomised controlled trial. BMJ. 2012; 345: e5839.

24. American Society of Anesthesiologists Task Force on Perioperative Blood Transfusion and Adjuvant Therapies. Practice guidelines for perioperative blood transfusion and adjuvant therapies: an updated report by the American Society of Anesthesiologists Task Force on Perioperative Blood Transfusion and Adjuvant Therapies. Anesthesiology. 2006; 105: 198-208.

25. Rourke C, Curry N, Khan S, Taylor R, Raza I, Davenport R, et al. Fibrinogen levels during trauma hemorrhage, response to replacement therapy, and association with patient outcomes. J Thromb Haemost. 2012; 10: 1342-51.

26. Ogawa S, Szlam F, Bolliger D, Nishimura T, Chen EP, Tanaka KA. The impact of hematocrit on fibrin clot formation assessed by rotational thromboelastometry. Anesth Analg. 2012; 115: 16-21.

Capítulo 6

Profilaxis tromboembólica en los pacientes con traumatismos

J.R. González-Porras

Unidad de Trombosis y Hemostasia
Servicio de Hematología
Hospital Universitario de Salamanca-IBSAL
Salamanca

Correspondencia:
Dr. José Ramón González-Porras
jrgp@usal.es

Sinopsis

La enfermedad tromboembólica venosa es una complicación frecuente y grave en el paciente que ha sufrido un traumatismo. El agente farmacológico más utilizado para la profilaxis antitrombótica en estos casos es la heparina de bajo peso molecular. La profilaxis mecánica proporciona una protección subóptima. Es recomendable que todos los centros hospitalarios elaboren una estrategia activa que aborde la prevención de la enfermedad tromboembólica venosa.

Introducción

La enfermedad tromboembólica venosa, que incluye la trombosis venosa profunda y la embolia pulmonar, es una complicación frecuente y grave en el paciente con traumatismos. Constituye la tercera causa de muerte en los pacientes politraumatizados hospitalizados. En el tratamiento integral de estos pacientes, la profilaxis antitrombótica es fundamental, y la elección de la más apropiada debe hacerse teniendo en cuenta tanto el riesgo de trombosis como el de hemorragia asociada al estado del paciente.

1 Incidencia y factores de riesgo de enfermedad tromboembólica venosa en el paciente con traumatismos

La asociación de traumatismo y enfermedad tromboembólica venosa está bien establecida, con una incidencia que varía entre el 7 % y el 58 %.[1,2] Esta gran variabilidad depende, sobre todo, de cuatro factores: *1)* las características clínicas del paciente; *2)* la naturaleza del traumatismo; *3)* el tipo de profilaxis antitrombótica utilizada; y *4)* el método de detección empleado para diagnosticar la enfermedad tromboembólica venosa (p. ej., los estudios que utilizan como medio diagnóstico la necropsia o la flebografía obligatoria tras un traumatismo identifican un mayor número de episodios trombóticos que los que sólo emplean ecografía Doppler o angiografía asistida por tomografía computarizada si el paciente presenta síntomas compatibles con enfermedad tromboembólica venosa). Una de las primeras evidencias de la asociación entre los traumatismos y la enfermedad tromboembólica venosa proviene del trabajo de McCartney, en 1935.[3] En estudios de necropsias se encontró una incidencia del 65 % para la trombosis venosa profunda y del 20,3 % para la embolia pulmonar.[4] En un estudio prospectivo realizado en 711 pacientes con traumatismos que no recibieron profilaxis antitrombótica, mediante flebografía se halló una incidencia de trombosis venosa profunda en los miembros inferiores del 58 %.[2] Knudson *et al.*[5] evaluaron 113 pacientes traumáticos consecutivos con ecografía seriada de miembros inferiores. La incidencia de enfermedad tromboembólica venosa fue del 12 % en los que utilizaron como profilaxis compresión venosa, y del 8 % en los que recibieron heparina subcutánea. En un estudio poblacional con 21.680 pacientes con traumatismos, el 6 % presentaron enfermedad tromboembólica venosa.[6] La profilaxis antitrombótica consigue reducir su incidencia a un 0,36 %.[7]

Tradicionalmente, las fracturas pélvicas y de los miembros inferiores, los traumatismos craneales y la inmovilización prolongada se han considerado como factores de riesgo clásicos de enfermedad tromboembólica venosa. Knudson *et al.*[5] identificaron cuatro variables clinicobiológicas fuertemente asociadas al desarrollo de esta enfermedad: edad, días de inmovilización, transfusión de concentrados de hematíes y tiempo de tromboplastina parcial activada prolongado. En un estudio prospectivo,[7] utilizando flebografía obligatoria para la detección de trombosis venosas profundas tras un traumatismo, el análisis de regresión logística identificó cinco variables asociadas al riesgo de sufrir una enfermedad tromboembólica venosa: edad, transfusión de hematíes, cirugía, fractura del fémur o de la tibia, y traumatismo del raquis.

Con el fin de optimizar la profilaxis antitrombótica se han publicado diversos sistemas de puntuación que consideran el efecto acumulativo de los diferentes factores de riesgo. Cabe destacar el *Risk Assessment Profile for Thromboembolism* (RAPT)[8] y el *Trauma Embolic Scoring System* (TESS).[9] El RAPT considera la comorbilidad del paciente, factores iatrogénicos, factores relacionados con el traumatismo y la edad. Como puede observarse en la tabla 1, los pacientes con alto riesgo según el RAPT son aquellos con una puntuación superior a 5 puntos. El RAPT fue validado por un grupo externo en una cohorte de 160 pacientes con alto riesgo de enfermedad tromboembólica venosa (RAPT > 9) y en 58 pacientes con riesgo bajo (RAPT < 5).[9] En el grupo de alto riesgo se produjo trombosis venosa profunda en el 10,8 %, mientras que en el grupo de riesgo bajo la incidencia fue nula.

El TESS se desarrolló tras una revisión retrospectiva de 16.608 pacientes consecutivos que sufrieron traumatismos diversos. En el análisis multivariado, la edad, una puntuación ISS alta, la obesidad, el uso de ventilación mecánica durante más de tres días y los traumatismos en los miembros inferiores fueron potentes predictores de enfermedad tromboembólica venosa. Como puede observarse en la tabla 2, una puntuación entre 0 y 2 indica un paciente sin riesgo de enfermedad tromboembólica venosa, y la profilaxis antitrombótica podría no estar indicada, pero si es superior a 7 puntos indica un riesgo moderado-alto (del 5 al 20 %).

2 Profilaxis antitrombótica en los pacientes con traumatismos

2.1 Profilaxis mecánica

Los métodos mecánicos de prevención de la trombosis venosa profunda incluyen las medias

Variable	Puntuación
Patología subyacente:	
– Obesidad	2
– Neoplasia	2
– Coagulopatía	2
– Antecedentes de enfermedad tromboembólica venosa	3
Factores iatrogénicos:	
– Catéter venoso femoral	2
– Transfusión > 4 concentrados de hematíes	2
– Duración de la cirugía > 2 h	2
– Reparación venosa mayor	3
Factores relacionados con el traumatismo:	
– AIS tórax > 2	2
– AIS abdomen > 2	2
– AIS cabeza > 2	2
– Fractura espinal	3
– Glasgow > 8	3
– Fractura de miembro inferior grave	4
– Fractura pélvica	4
– Traumatismo espinal	4
Edad:	
– ≥ 40 y < 60 años	2
– ≥ 60 y < 75 años	3
– ≥ 75 años	4

AIS: *Abbreviated Injury Scale.*

Tabla 1. Puntuación RAPT *(Risk Assessment Profile for Thromboembolism).*

Variable	Puntuación
Edad:	
– 18-29 años	0
– 30-64 años	1
– ≥ 65 años	2
ISS:	
– 1-9	0
– 10-25	3
– > 25	5
Obesidad:	
– No	0
– Sí	1
Ventilación mecánica:	
– No	0
– Sí	4
Fractura de miembro inferior:	
– No	0
– Sí	2

ISS: *Injury Severity Score.*

Tabla 2. Puntuación TESS *(Trauma Embolic Scoring System).*

de compresión elástica graduada, la compresión neumática y la bomba venosa plantar. Su efecto se basa en reducir el diámetro de la luz de la vena y con ello incrementar la velocidad del flujo venoso. Estos dispositivos se emplean habitualmente debido a su facilidad de uso, bajo coste y escasas complicaciones hemorrágicas. Un metaanálisis de estudios controlados sobre prevención de la trombosis venosa profunda encontró que se producía en el 8,6% de los pacientes tratados con medias de compresión, en comparación con el 27% de los controles,[10] por lo cual puede decirse que las medias de compresión son efectivas en los pacientes quirúrgicos. Sin embargo, apenas se han estudiado en los pacientes con traumatismos. Los dispositivos de compresión neumática proporcionan compresión intermitente a nivel de la pantorrilla, el muslo o ambos. Nuevamente, un metaanálisis no pudo demostrar una reducción significativa del riesgo de trombosis venosa profunda con compresión neumática intermitente frente a no profilaxis.[11] La bomba venosa mejora el retorno venoso al producir un aplanamiento del arco plantar, similar al que se produce con el apoyo y la marcha. Las investigaciones realizadas sobre la eficacia de las bombas plantares en los pacientes con traumatismos son limitadas, pero parece inferior a la que se consigue con la compresión neumática intermitente. Además, la tolerancia a la bomba venosa suele ser pobre, y puede llegar a producir necrosis cutánea.

En resumen, la profilaxis mecánica ofrece una protección subóptima, y su uso sólo se recomienda cuando está contraindicada la anticoagulación o en combinación con profilaxis farmacológica. El dispositivo de compresión neumática intermitente sería el método preferido.

2.2　Profilaxis farmacológica

La acción antitrombótica de la heparina no fraccionada se debe a su capacidad de potenciar la actividad de la antitrombina. Se administra por vía intravenosa en infusión continua. La vía subcutánea es igual de eficaz si la dosis total diaria se reparte en dos o tres inyecciones. En la actualidad ha sido remplazada por la heparina de bajo peso molecular. Un metaanálisis concluyó que la heparina no fraccionada no es más eficaz que no realizar tromboprofilaxis.[11]

El agente farmacológico más utilizado para la profilaxis antitrombótica en los pacientes que sufren traumatismos es la heparina de bajo peso molecular, que se obtiene a partir de la heparina no fraccionada mediante despolimerización de sus cadenas. Las interacciones son escasas, por lo que su biodisponibilidad es alta, su cinética de eliminación regular, y tiene una vida media más prolongada e independiente de la dosis. Uno de los estudios más citados comparó bajas dosis de heparina no fraccionada y de heparina de bajo peso molecular en politraumatizados sin evidencia de sangrado intracerebral,[12] administradas en las primeras 36 horas posteriores al trauma. Los pacientes que recibieron enoxaparina presentaron una incidencia de trombosis venosa profunda proximal, documentada por flebografía, del 6%, frente al 15% en los pacientes que recibieron dosis bajas de heparina no fraccionada (p = 0,014). No hubo diferencias significativas en cuanto a complicaciones hemorrágicas mayores entre los dos grupos. En 1998, el American College of Chest Physicians recomendó por primera vez el uso de heparina de bajo peso molecular en el paciente politraumatizado.[13] Sin embargo, un reciente estudio encontró que la enoxaparina (30 mg/12 h) fue igual de eficaz que dosis bajas de heparina no fraccionada en la prevención de la enfermedad tromboembólica venosa, y con un menor coste.[14]

Hay dudas en cuanto a la dosis de heparina de bajo peso molecular que debe emplearse. Se dispone de varios fármacos (bemiparina, dalteparina, enoxaparina, nadroparina y tin-

	Fármaco	Dosis diaria riesgo moderado	Dosis diaria riesgo alto
Heparina de bajo peso molecular	Bemiparina	2.500 U	3.500 U
	Dalteparina	2.500 U	5.000 U
	Enoxaparina	2.000 U (20 mg)	4.000 U (40 mg)
	Nadroparina	2.850 U (0,3 ml)	3.800 U (0,4 ml) < 70 kg
			5.700 U (0,6 ml) > 70 kg
	Tinzaparina	3.500 U (0,35 ml)	4.500 U (0,45 ml)
Heparina no fraccionada	–	5.000 UI / 12 h	5.000 UI/8 h
Inhibidor del factor Xa	Fondaparinux	–	2,5 mg

Tabla 3. Dosificación de los anticoagulantes empleados en la profilaxis de la enfermedad tromboembólica venosa.

zaparina; véase la tabla 3), pero no especifican la dosis recomendada para la profilaxis en los pacientes con traumatismos. La profilaxis con heparina de bajo peso molecular puede comenzarse con seguridad en las 36 horas tras la lesión. Parece apropiado mantener la anticoagulación hasta el alta hospitalaria, e incluso más tiempo si persisten factores de riesgo trombótico o la movilidad está reducida. En caso de lesiones medulares es razonable continuar la profilaxis durante tres meses.[15]

Las contraindicaciones más aceptadas para el inicio precoz de la profilaxis antitrombótica con heparina de bajo peso molecular tras un traumatismo son la hemorragia intracraneal, la hemorragia no controlada y el traumatismo del raquis con hematoma espinal. El traumatismo craneal sin hemorragia franca, las laceraciones-contusiones de órganos internos y la hemorragia retroperitoneal asociada a una fractura pélvica no son en sí mismas contraindicaciones para la profilaxis farmacológica.

La utilización de fondaparinux, un pentasacárido no heparinoide, es muy limitada en los pacientes con traumatismos. En un estudio piloto,[16] la incidencia de trombosis venosa profunda en pacientes con traumatismos y alto riesgo trombótico que recibieron profilaxis antitrombótica con fondaparinux fue del 1,2 %.

Los nuevos anticoagulantes orales ofrecen potenciales beneficios por tener mejor perfil farmacológico, no requerir monitorización y presentar un posible menor riesgo hemorrágico. Actúan inhibiendo selectivamente la trombina (dabigatrán) o el factor Xa (rivaroxabán y apixabán). Son fármacos atractivos, pero no se han investigado en los pacientes politraumatizados.

2.3 Interrupción de la vena cava inferior

La interrupción se realiza mediante la colocación de un filtro en la vena cava inferior (véase la figura 1), con el objetivo de evitar una posible embolia pulmonar en los pacientes con trombosis venosa profunda. Las indicaciones aceptadas para la colocación de un filtro son los episodios recurrentes de enfermedad tromboembólica venosa pese a recibir una anticoagulación correcta, y los pacientes en quienes esté contraindicada la anticoagulación. Por tanto, en los pacientes con traumatismos y contraindicaciones para la profilaxis antitrombótica, los filtros de vena cava pueden disminuir la morbimortalidad asociada a la embolia pulmonar.

Se dispone de dos tipos de filtros de vena cava: permanentes y no permanentes. A su vez, los filtros no permanentes pueden ser temporales o recuperables. El filtro no permanente presenta ventajas teóricas con respecto al permanente, como proporcionar protección frente a la embolia pulmonar durante el periodo de riesgo y la posibilidad de retirarlo, con lo que se evita el riesgo de complicaciones tardías. Incluso cabe la posibilidad de colocar los filtros no permanentes en la cama del paciente grave, de una manera técnicamente sencilla, sin tener que trasladarlo fuera de la unidad de cuidados intensivos. Los filtros temporales permanecen unidos a un alambre-guía o catéter, y su uso es muy limitado. Deben quitarse de manera obligada, porque parte del dispositivo sobresale del sitio de inserción y puede ser causa de complicaciones infecciosas y hemorrágicas. Además, en ocasiones, el tiempo máximo de implantación del dispositivo se alcanza antes de iniciar la anticoagulación. En una serie de 94 pacientes politraumatizados, la tasa de complicaciones relacionadas con el filtro recuperable, implantado mediante ecografía Doppler a la cabecera del paciente, fue del 5,3 %, con un episodio de embolia pulmonar tras retirarlo.[17] En esta serie, el filtro sólo se retiró en el 34 % de los pacientes. En un metaanálisis[18] sobre la implantación del filtro en pacientes con traumatismos se ha observado una tasa de embolia pulmonar del 0,2 % con el filtro de vena cava, frente al 1,5 % en los pacientes sin filtro pero con tratamiento anticoagulante. El análisis de estas series de casos es difícil debido a la ausencia de grupo control. Por otra parte, un metaanálisis reciente no ha observado diferencias, para esta indicación, entre el tratamiento anticoagulante profiláctico y la colocación de un filtro en la vena cava.[19]

2.4 Estudios periódicos de seguimiento mediante ecografía venosa de compresión

La ecografía Doppler de compresión seriada se ha utilizado para detectar trombosis venosas profundas asintomáticas y prevenir, mediante la instauración de tratamiento antitrombótico, el desarrollo de embolia pulmonar y la muerte. Sin embargo, ciertos estudios demuestran que la embolia pulmonar puede llegar a producirse en los pacientes con traumatismos incluso con un resultado negativo en la ecografía Doppler.[20,21] Además, hay algunas limitaciones para realizar este tipo de estudio en determinadas situaciones, como por ejemplo en pacientes con férulas o fijadores externos en

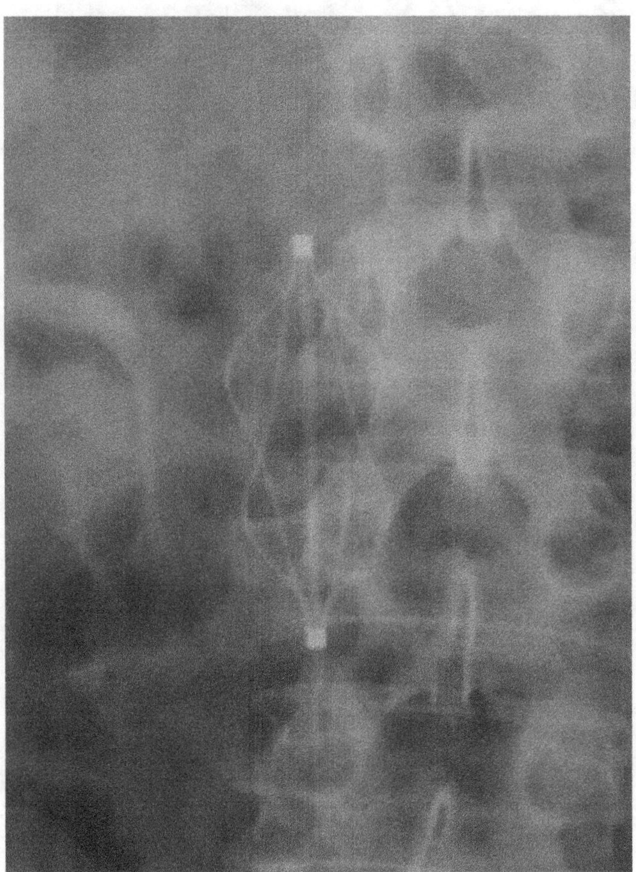

Figura 1. Filtro de vena cava inferior.

los miembros inferiores. Por todo ello, en los pacientes con traumatismos no se recomienda practicar estudios periódicos de seguimiento mediante ecografía Doppler de compresión.

3   Complicaciones relacionadas con la profilaxis de la enfermedad tromboembólica venosa en los pacientes con traumatismos

La profilaxis antitrombótica es esencial para un tratamiento adecuado de los pacientes con traumatismos. No obstante, las diferentes modalidades profilácticas empleadas pueden presentar complicaciones.

Los principales problemas de la profilaxis mecánica son las lesiones de partes blandas, las hemorragias y el incumplimiento. La aplicación de compresión en los miembros inferiores puede afectar a la oxigenación del tejido celular subcutáneo, en especial en los pacientes con enfermedad arterial periférica, y favorecer el desarrollo de úlceras cutáneas. De hecho, los dispositivos de compresión no deberían usarse en pacientes con un índice tobillo-brazo inferior a 0,7. Otras contraindicaciones claras para la compresión gradual son la neuropatía diabética, la insuficiencia cardíaca congestiva y las lesiones y enfermedades cutáneas. El incumplimiento disminuye la eficacia deseada, y en los pacientes con traumatismos y alto riesgo de enfermedad tromboembólica venosa se ha observado un cumplimento total de sólo el 19%; por tanto, se necesitan programas para mejorar estas cifras.[22]

El riesgo de utilizar heparina incluye principalmente la hemorragia y la trombocitopenia inducida por heparina. La incidencia de este tipo de complicaciones varía según la definición de hemorragia utilizada en los diferentes estudios y el tipo de población analizada. Un metaanálisis[23] con un total de 20.523 pacientes sometidos a cirugía mayor ortopédica concluye que las complicaciones hemorrágicas son menos frecuentes, de manera significativa, con heparina de bajo peso molecular que con heparina no fraccionada o pentasacárido. En pacientes con traumatismos, seis estudios aleatorizados[24] dan una tasa de complicaciones hemorrágicas del 3,6% con heparina de bajo peso molecular, muy similar a la observada con heparina no fraccionada (3,1%).

La trombocitopenia inducida por heparina consiste en una agregación plaquetaria de carácter inmunitario que lleva a la trombocitopenia y, paradójicamente, al riesgo trombótico. Su desarrollo se debe a la formación de anticuerpos contra el complejo heparina-factor plaquetario 4, que secundariamente activa las plaquetas y la coagulación. La incidencia de trombocitopenia inducida por heparina en pacientes con traumatismos que recibieron heparina de bajo peso molecular como profilaxis antitrombótica es del 0,4%, y con heparina no fraccionada es superior (1,9%).[18] A pesar del bajo riesgo, se recomienda monitorizar de manera regular la cifra de plaquetas en los pacientes con traumatismos que reciben heparina.

En general, las complicaciones de los filtros de vena cava inferior son infrecuentes, pero se han observado la migración del dispositivo, la trombosis en el sitio de punción y la trombosis de la vena cava. Con filtros permanentes en pacientes con traumatismos, la incidencia de trombosis varía entre un 1% y un 10%, y puede ser sintomática en el 20% de los casos.[25] En un interesante estudio sobre el uso profiláctico del filtro de vena cava en pacientes con traumatismos, la incidencia inicial de trombosis de vena cava fue del 3,5%, pero al año de seguimiento se comprobó que había disminuido a un 1,4%, lo que sugiere que la permeabilidad puede mejorar con el tiempo.[26] No obstante, todos estos estudios tienen muchas limitaciones, fundamentalmente por pérdidas de seguimiento. En la actualidad, los filtros no permanentes tienden a desplazar a los permanentes por presentar menos complicaciones. Su limitación es el tiempo máximo de implantación, pues es recomendable extraerlos en 15 días, aunque hay experiencias de más de 300 días de mantenimiento con un gran éxito de recuperación.[27]

4 Estrategias generales para prevenir la enfermedad tromboembólica venosa en los pacientes con traumatismos

Es conveniente que todos los centros que atienden pacientes con traumatismos elaboren una estrategia activa que aborde la prevención de la enfermedad tromboembólica venosa, consensuada de manera multidisciplinaria y puesta por escrito. La estrategia debería incluir un algoritmo práctico y de fácil comprensión, que resuma los puntos más importantes de actuación (véase la figura 2). Una vez elaborada y consensuada, la estrategia hospitalaria para la prevención de la enfermedad tromboembólica venosa ha de difundirse en el centro mediante sesiones de formación y materiales educativos. Además, para mejorar la estrategia «local» de prevención de la enfermedad tromboembólica venosa, todas las medidas anteriores deben complementarse con un registro de la actividad y la elaboración de auditorías que evalúen el grado de cumplimiento y los posibles aspectos a mejorar.[28]

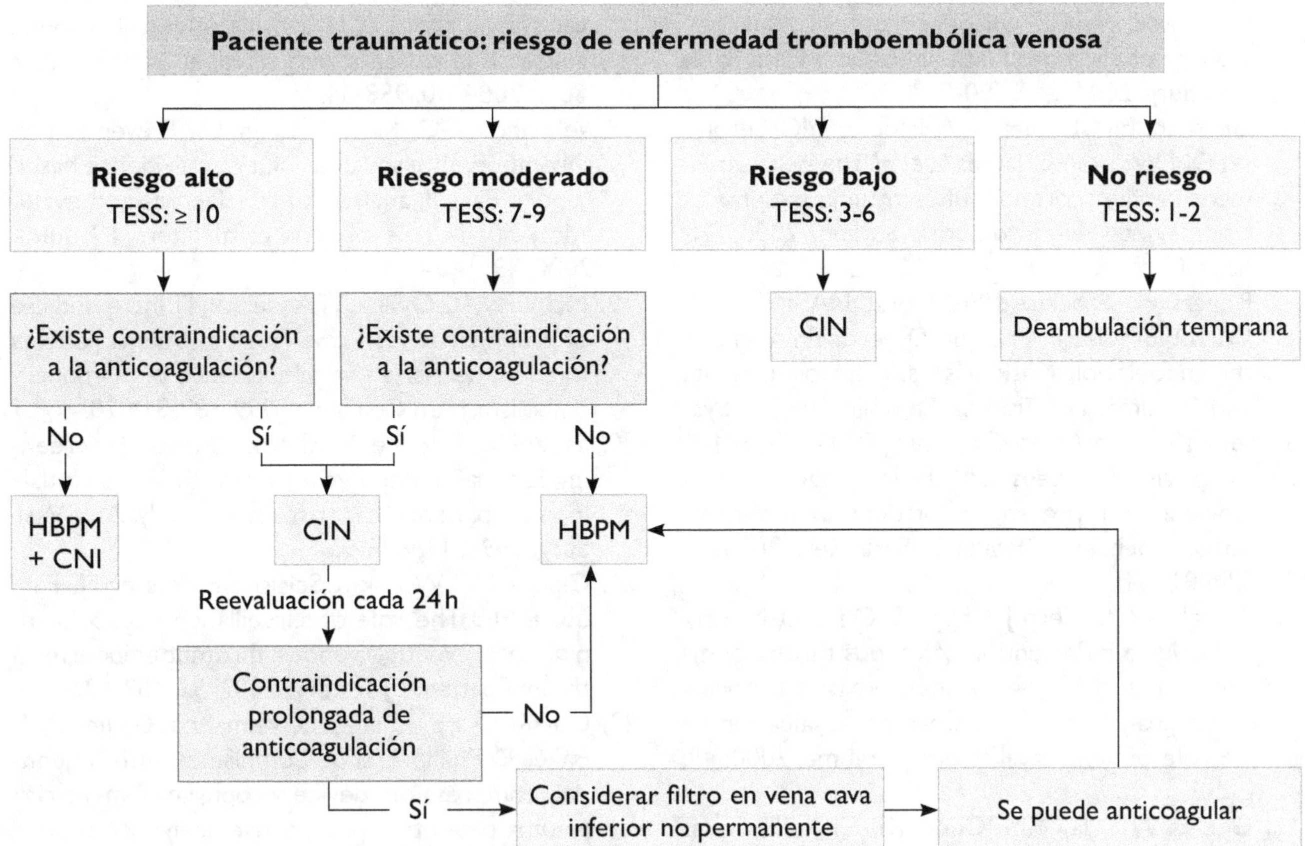

Figura 2. Algoritmo de profilaxis antitrombótica en los pacientes con traumatismos. CNI: compresión neumática intermitente; HBPM: heparina de bajo peso molecular; TESS: *Trauma Embolic Scoring System*.

Bibliografía

1. Shackford SR, Davis JW, Hollingsworth-Fridlund P, Brewer NS, Hoyt DB, Mackersie RC. Venous thromboembolism in patients with major trauma. Am J Surg. 1990; 159: 365-9.
2. Geerts WH, Code KI, Jay RM, Chen E, Szalai JP. A prospective study of venous thromboembolism after major trauma. N Engl J Med. 1994; 331: 1601-6.
3. McCartney JS. Pulmonary embolism following trauma. Surg Gynecol Obstet. 1935; 61: 369-79.
4. Sevitt S, Gallagher N. Venous thrombosis and pulmonary embolism. A clinico-pathological study in injured and burned patients. Br J Surg. 1961; 48: 475-89.
5. Knudson MM, Collins JA, Goodman SB, McCrory DW. Thromboembolism following multiple trauma. J Trauma. 1992; 32: 2-11.
6. Chandler WL, Dunbar NM. Thrombin generation in trauma patients. Transfusion. 2009; 49: 2652-60.
7. Knudson MM, Ikossi DG, Khaw L, Morabito D, Speetzen LS. Thromboembolism after trauma: an analysis of 1602 episodes from the American College of Surgeons National Trauma Data Bank. Ann Surg. 2004; 240: 490-8.
8. Gearhart MM, Luchette FA, Proctor MC, Lutomski DM, Witsken C, James L, et al. The risk assessment profile score identifies trauma patients at risk for deep vein thrombosis. Surgery. 2000; 128: 631-40.
9. Rogers FB, Shackford SR, Horst MA, Miller JA, Wu D, Bradburn E, et al. Determining venous thromboembolic risk assessment for patients with trauma: The Trauma Embolic Scoring System. J Trauma Acute Care Surg. 2012; 73: 511-5.
10. Amaragiri SV, Lees TA. Elastic compression stockings for prevention of deep vein thrombosis. Cochrane Database Syst Rev. 2000; 3: CD001484.
11. Velmahos GC, Kern J, Chan LS, Oder D, Murray JA, Shekelle P. Prevention of venous thromboembolism after injury: an evidence-based report - Part I: analysis of risk factors and evaluation of the role of vena caval filters. J Trauma. 2000; 49: 132-8.
12. Geerts WH, Jay RM, Code KI, Chen E, Szalai JP, Saibil EA, et al. A comparison of low-dose heparin with low-molecular-weight heparin as prophylaxis against venous thromboembolism after major trauma. N Engl J Med. 1996; 335: 701-7.
13. Clagett GP, Anderson FA Jr, Geerts W, Heit JA, Knudson M, Lieberman JR, et al. Prevention of venous thromboembolism. Chest. 1998; 114: 531S-60S.
14. Arnold JD, Dart BW, Barker DE, Maxwell RA, Burkholder HC, Mejia VA, et al. Unfractionated heparin three times a day versus enoxaparin in the prevention of deep vein thrombosis in trauma patients. Am Surg. 2010; 76: 563-70.
15. Ploumis A, Ponnappan RK, Bessey JT, Patel R, Vaccaro AR. Thromboprophylaxis in spinal trauma surgery: consensus among spine trauma surgeons. Spine J. 2009; 9: 530-6.
16. Lu JP, Knudson MM, Bir N, Kallet R, Atkinson K. Fondaparinux for prevention of venous thromboembolism in high-risk trauma patients: a pilot study. J Am Coll Surg. 2009; 209: 589-94.
17. Rosenthal D, Wellons ED, Levitt AB. Role of prophylactic temporary inferior vena cava filter placed at the ICU bedside under ultrasound guidance in patients with multiple trauma. J Vasc Surg. 2004; 40: 958-64.
18. Velmahos GC, Kern J, Chan LS. Prevention of thromboembolism after injury: an evidence based report. Part II: analysis of risk factors and evaluation of the role of vena caval filters. J Trauma. 2000; 49: 140-4.
19. McMurty AL, Owings JT, Anderson JT. Increased use of prophylactic vena cava filters in trauma patients failed to decrease overall incidence of pulmonary embolism. J Am Coll Surg. 1999; 189: 314-20.
20. Satiani B, Falcone R, Shook L, Price J. Screening for major deep vein thrombosis in seriously injured patients: a prospective study. Ann Vasc Surg. 1997; 11: 626-9.
21. Cipolle MD, Wojcik R, Seislove E, Wasser TE, Pasquale MD. The role of surveillance duplex scanning in preventing venous thromboembolism in trauma patients. J Trauma. 2002; 52: 453-62.
22. Cornwell EE, Chang D, Velmahos G, Jindal A, Baker D, Phillips J, et al. Compliance with sequential compression device prophylaxis in at-risk trauma patients: a prospective analysis. Am Surg. 2002; 68: 470-3.
23. Muntz J, Scott DA, Lloyd A, Egger M. Major bleeding rates after prophylaxis against venous throm-

boembolism: systematic review, metaanalysis, and cost implications. Int J Technol Assess Health Care. 2004; 20: 405-14.

24. Datta I, Ball CG, Rudmik L, Hameed SM, Kortbeek JB. Complications related to deep venous thrombosis prophylaxis in trauma: a systematic review of the literature. J Trauma Manag Outcomes. 2010; 4: 1-11.

25. Athanasoulis CA, Kaufman JA, Halpern EF, Waltman AC, Geller SC, Fan CM. Inferior vena caval filters: review of a 26-year single-center clinical experience. Radiology. 2000; 216: 54-66.

26. Greenfield LJ, Proctor MC, Michaels AJ, Taheri PA. Prophylactic vena caval filters in trauma: the rest of the story. J Vasc Surg. 2000; 32: 490-7.

27. Binkert CA, Bansal A, Gates JD. Inferior vena cava filter removal after 317-day implantation. J Vasc Interv Radiol. 2005; 16: 395-8.

28. Gould MK, Garcia DA, Wren SM, Karanicolas PJ, Arcelus JI, Heit JA, et al. Prevention of VTE in non-orthopedic surgical patients: antithrombotic therapy and prevention of thrombosis. 9th ed. American College of Chest Physicians evidence-based clinical practice guidelines. Chest. 2012; 141: e227S-77S.

Con la colaboración de:

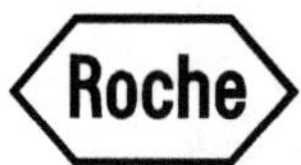

CSL Behring
Biotherapies for Life™